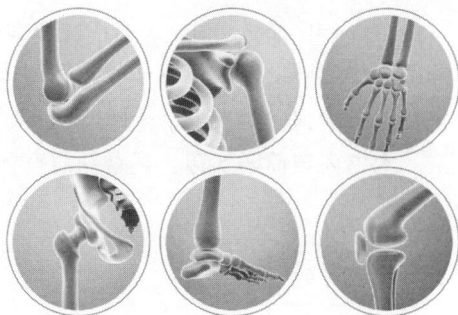

简明
骨折诊疗手册

刘晓冬　董锋　姚宇　主编

化学工业出版社

·北京·

内容简介

本书系统梳理了骨折诊疗要点，涵盖全身常见骨折类型及关节损伤，在详述骨折定义、病因、分类及愈合机制的基础上，按解剖部位分述上下肢、躯干骨折等的损伤机制、典型体征、影像学特征及阶梯治疗方案。同时还收录了骨折相关病症的诊疗方法。本书内容简明实用，适合基层医师和低年资骨伤科医师参考使用。

图书在版编目（CIP）数据

简明骨折诊疗手册 / 刘晓冬，董锋，姚宇主编. 北京：化学工业出版社，2025.5. -- ISBN 978-7-122 -48263-1

Ⅰ. R683-62

中国国家版本馆 CIP 数据核字第 2025P0F682 号

责任编辑：李少华　　　　　　　　装帧设计：关　飞
责任校对：李露洁

出版发行：化学工业出版社
　　　　　（北京市东城区青年湖南街 13 号　邮政编码 100011）
印　　装：北京云浩印刷有限责任公司
850mm×1168mm　1/32　印张 7　字数 168 千字
2025 年 5 月北京第 1 版第 1 次印刷

购书咨询：010-64518888　　　　　　售后服务：010-64518899
网　　址：http://www.cip.com.cn
凡购买本书，如有缺损质量问题，本社销售中心负责调换。

定　　价：48.00 元　　　　　　　　版权所有　违者必究

本书编写人员名单

主编

刘晓冬　董　锋　姚　宇

副主编

魏　利　刘　楠　梁　彦

编委（按姓氏笔画排序）

王青波　刘　楠　刘晓冬

姚　宇　梁　彦　梁　浩

董　锋　韩　迪　魏　利

前言

　　骨折作为临床最常见的创伤性疾病，其规范化诊疗对患者功能恢复及生活质量具有决定性作用。当前基层医疗机构普遍存在诊疗经验不足、参考资料分散等问题，而大型专科教材又存在内容冗长、临床指导性不足的局限。本手册立足临床实践需求，系统整合骨折诊疗核心知识，突出"简明实用、快速查阅"的特点，旨在为急诊科医师、骨科住院医师及基层医务人员提供一本便携式诊疗手册，同时可作为规范化培训的补充用书。通过标准化的诊疗流程指导，可有效降低漏诊、误诊率，提升骨折治疗的同质化水平。

　　全书按解剖部位划分章节，上肢、下肢、躯干分列详述，每章节下设具体骨折类型。特别设置"骨折相关疾病"专章，系统梳理易混淆的关节脱位、神经损伤等关联病症，形成解剖定位与临床鉴别相结合的立体知识网络。各病种统一采用"病因-诊断-治疗"三段式编写体例：诊断部分强调"症状-体征-影像学"三位一体的诊断路径；治疗部分细化保守治疗与手术指征的分级标准，并标注不同阶段的康复介入时机。

　　本书作者均为从事骨伤科临床工作多年的专科资深医师，在系统论述骨折诊疗的基础上，注重简明实用，希望能为基层医师和低年资骨伤科医师提供一本便携式的骨折诊疗手册。

　　因时间精力所限，书中疏漏之处在所难免，望广大读者批评指正。

编者

2025 年 4 月

目录

第三章
下肢骨折 ——————— 081

第四章
躯干骨折 — 121

第五章
手部骨折 — 159

第六章

足部骨折

第七章
骨折相关疾病 ———————————— 189

第一章

骨折概论

第一节
骨折的定义、病因与分类

一、定义

骨折就是骨的完整性或连续性的中断，也包含骨骺隔离与骺板断裂。骨折会引发周边的软组织疾病，比如皮肤、肌肉、肌腱、血管、神经、韧带与关节囊受损等。这部分病症与骨折的诊治、痊愈、功能重建都关联紧密。

二、病因

骨折的原因通常包含下列几类。

（1）直接暴力　骨折出现在受到暴力的位置。比如，腿部受到大力撞击，胫骨与腓骨在受到直接冲击的位置形成骨折。

（2）间接暴力　暴力通过传导、杠杆以及扭转作用让远端出现骨折。比如，步行时滑跌用手臂支撑，会出现桡骨远部骨折、肱骨骨折与锁骨骨折。

（3）肌肉作用力　肌肉猛然紧缩，能够让肌肉着力处的骨质折断。比如，在猛然下跪时，股四头肌猛然紧缩，会出现髌骨骨折。

（4）累积性损伤　长时间、循环的、轻度的直接或间接伤损（比如远间距行动阶段）会对骨骼的某个部位施压，从而形成骨折，例如第二跖骨、第三跖骨与腓骨下三分之一的劳损型骨折，这类骨折通常没有出现位置变动，然而痊愈较为缓慢。

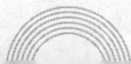

（5）骨骼病症　上述四类都是正常骨骼被各类不同暴力作用下导致裂开，被叫作外伤性骨折。变异骨骼（比如骨髓疾病、骨癌等）被微小外力作用即裂开时，被叫作病理类骨折。

三、分类

骨折分类的目标是解读骨折的特性，进而引导临床选择合适的诊治模式。

（一）按皮肤完整性

1.闭合性骨折

皮肤完整，骨折端未外露。

2.开放性骨折

骨折位置皮肤或黏膜损坏，骨折位置与外部相连。比如，趾骨骨折导致的膀胱与尿路裂开，后尾骨骨折导致的直肠损坏，都是开放性骨折。

（二）根据骨折的情况归类

1.完全骨折

骨的完整度或连续性都中断，骨折后构成 2 处或超过 2 处的骨折区域。

（1）横行骨折　骨折线与骨干纵轴基本上呈垂直分布。

（2）斜行骨折　骨折线与骨干纵轴出现一定的角度。

（3）螺旋形骨折　骨折线呈现螺旋分布情况。

（4）粉碎性骨折　骨质断裂为三块以上，被叫作粉碎性骨折，骨折线看上去是 T 形排列或 Y 形排列时，被叫作 T 形骨折和 Y 形骨折。

（5）压缩性骨折　松质骨由于压力形变，多发于脊椎与

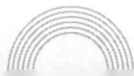

跟骨。

（6）凹陷骨折 例如颅骨由于外力而形成局部塌陷。

（7）嵌插骨折 形成于干骺位置皮质骨与松质骨交叉位置，骨折发生后，皮质骨嵌插进松质骨中，多发于股骨颈或肱骨外科颈位置。

（8）骨骺分离 多发于幼儿骨折，骨折线透过骨骺，形成数目不一的骨组织。

2. 不完全骨折

骨的完整度或连续性只有局部中断，例如颅骨、肩胛骨与长骨的断裂骨折，长骨干与颅骨受损后会出现骨折线，然而并未穿透所有骨质。

（1）青枝骨折 见于幼儿骨折，骨质与骨膜位置裂开，可见成角畸变。

（2）裂隙骨折 骨质形成裂缝，没有移动，多发于颅骨与肩胛骨。

（三）依照骨折稳定性分类

1. 稳定骨折

骨折没有出现移动或复位后不会再轻易形成移动，被叫作稳定骨折，例如裂隙骨折、青枝骨折、嵌插骨折等。

2. 不稳定骨折

骨折容易错位或复位后容易形成再次错位，被叫作不稳定骨折，例如斜行骨折、螺旋形骨折、粉碎性骨折等。

（四）依照骨折后的时间归类

1. 新鲜骨折

指骨折后2～3周内，新出现的骨折位置没有通过纤维完全

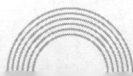

衔接，还会导致错位。

2.陈旧性骨折

指骨折后超过 3 周的骨折。3 周的时间并不是没有波动，比如，幼儿手肘骨折，超过 10 日就极难康复。

四、骨折段的移动

1.成因

大部分骨折都会移动，其形成的原因如下。

① 外部暴击的力度、施加位置与特性。

② 身体远端的自重。

③ 肌肉拉扯力，此类作用力时常出现，因为出现痛感导致肌肉痉挛从而增大拉扯力。

④ 搬送与治疗延误。

2.种类

通常有 5 类不同的移动，临床诊治方面合并出现。

（1）侧端移动　远端骨折位置移动到侧端。通常以近端为标准，因为远端的移动方向的差异会形成往后、往内或往外的角度。

（2）成角移动　两骨折端纵轴交错成角，以顶角的方向为准，依次叫作往前、往后、往内或往外成角。

（3）扭转移动　骨折端绕骨的纵轴而扭转移动。

（4）短缩移动　骨折端互为叠合或嵌插，骨长度被缩减。

（5）分隔移动　骨折端在相同纵轴上互为隔离。

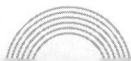

第二节
骨折的临床表现与并发症

一、外伤情况

排除病理类骨折，骨折通常都有确定的外伤痕迹，要详尽解读病人年龄、所从事的工作与伤病的时间，导致骨折的机制、外力的程度、施加方向与持续时间，骨折时周围的情况特别是污染物的状况、有没有畸变、骨折后伤情等。在各类外伤中，肌肉拉力导致的骨折超过其余所有种类。但是，在强度锻炼的专业人群中，以慢性拉力类受伤最为常见。上述特征在病人诊治阶段应引起重视。

二、主诉病症

（一）痛感

这是骨折病人的首发病症，而且痛感较强，特别是在位移骨折部分时痛感最为明显。这是被局部，特别是骨折位置的骨膜痛感神经激发导致。

（二）反常运动

肢体长骨全部骨折阶段，病人会忽然感到肢体出现反常运动，并伴随有剧烈的、无法承受的痛感。不完全骨折与周围肌肉处于延续性痉挛情况的病人，身体反常运动会消失或表现得不明显。

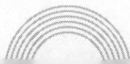

（三）功能障碍

因为骨骼连续性被破坏，所有导致骨折局部的运动都会引发剧烈痛感，出现显著的功能疾病。上肢骨折患者会出现持物障碍；下肢骨折患者不能久站，无法行动。脊柱骨折后除脊柱无法运动外，还会导致脊髓受损，也会出现受损位置下辖的神经功能障碍。然而对一部分不完全骨折、嵌入类骨折、感受不灵敏的高龄病人，功能疾病也许并不显著，病人依然能够勉力行动，这在临床诊治阶段需要引起重视，避免错诊。

（四）体征

由于骨折的位置、种类、数目与骨折时间的不同，体征差异巨大，在诊治阶段要区分清楚。

1. 周身病症

（1）休克 是不是休克要根据伤病情况来明确，严重、常发类骨折伴随有脏腑等受损的患者很多。依照受损程度、持续时间与其余原因，休克病症的差异也很明显。

（2）体温上升 这是骨折后全身反应症状的一类，骨折断端的血肿吸收而形成反应性体温上升，其程度及持续时间与血肿的情况呈正相关。通常在骨折后1天内产生。

（3）白细胞升高 大部分骨折在伤后2～3小时出现白细胞计数略微升高的情况。另外，红细胞压积也稍有加快。

（4）伴发伤 只有机体多部位受伤的病人，才会出现伴发伤。也会因为骨折段导致其余组织受伤，并形成对应的病症。在查体阶段要点面结合，避免漏诊。

（5）并发疾病 通常指骨折导致的并发疾病，除初期形成休克与脂肪栓塞疾病外，骨折中后阶段容易出现坠积性肺炎、生殖

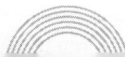

道感染、压疮等。都要留意观察，尽早就医。

2.局部病症

依照骨折的部位、损伤部位局部解剖情况与骨骼自身特征等区别，表现出的病症有以下几种。

（1）肿胀 肿胀通常是骨折段渗血、软组织挫伤与局部外伤等导致。肢体骨折胀大形成在初期，部位深的如椎体骨折等很难出现胀大。

（2）瘀斑、血肿 除不完全骨折外，通常肢体骨折都能够出现显著的血肿。如果积血渗透到皮下，就会形成瘀斑，其体积与局部渗血量呈正相关。通常在骨折后1天内形成。

（3）畸形 骨折的畸形通常包含下列几类。一是成角畸形，指骨折远段偏向原始纵轴；二是紧缩畸形，骨折在纵轴位置紧缩；三是扭转畸形，骨折远段往内外扭转移动，并依次被叫作内旋畸形与外旋畸形；四是内、外翻转畸形，指关节骨折段往内、外角度位移。

除以上畸形外，不同位置也会形成餐叉样畸形（例如桡骨远端骨折）、驼背（胸部或腰部骨折）等。畸形的情况除与受伤力度、暴击方位等关联外，还与骨折段的重力效应及周遭肌肉的伸缩方位等关联紧密。

（4）压痛 为各类骨折均有的基础病症。肢体骨干骨折阶段，它的压痛外形类似圆形，该病症能够与软组织挫伤联合诊治。

（5）传导叩痛 轻敲骨折远段，例如在下腿轻敲跟腱，在手部轻敲双手或鹰嘴，在脊柱段轻敲颅腔位置，如被敲击位置痛感明显，就是骨折。此类测试对位置深或不完全骨折的判断比较关键，同样需结合软组织挫伤情况完成临床诊断。

（6）反常运动 肢体上、下两大关节位置的骨干骨折容易形

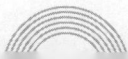

成移动叫作反常运动，此体征可以作为骨折诊治的依据。通常在移动病人时被检查出，不能专门检测，防止病人痛感强烈或出现休克。

（7）骨擦音病　也就是骨折断端相互碰触摩擦所产生的声音。这也能够作为骨折诊断的根据，骨擦音能够在运送病人阶段被检查出，不能在专业检查时处理。

（8）骨传导音　也就是把听诊器放在胸骨柄或耻骨联合位置，依次叩响双端上肢或下肢的骨突位置，比较检查双端骨传导音的情况。传导音消散或低沉的一段可以怀疑是骨折。但由于检测不方便，目前临床运用较少。

三、并发症

骨折并发症的诊疗与第一时间处置是每一名骨科医师需要掌握的技巧。被暴击以后，除形成骨折以外，也许周身与局部位置会出现并发症。一部分并发症在短时间内会危及性命，需要立刻处置；另一部分并发症必须与骨折一起诊治；还有一部分并发症必须等待骨折痊愈后处置。所以，需要谨慎完成身体检测，明确有没有并发症，之后再进行处置。

（一）外伤性休克

休克是身体被各类毒害因素侵扰后，快速形成的神经、内分泌与代谢等关键功能障碍，是有效循环血量降低或组织灌注不足所形成的细胞缺氧、代谢紊乱与功能紊乱的一类病症。

（二）感染

开放性骨折假如不第一时间清创或清创出现问题，会出现化脓症状或厌氧菌感染的情况。

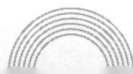

（三）组织、器官受损

1.肺功能受损

肋骨骨折会并发肺实质受损或肋间血管破损，导致血胸或闭合性气胸、开放性气胸、张力性气胸、血气胸等病症。

2.肝脾受损

暴击胸腹下部时，除了会导致肋骨骨折外，还会导致肝脾破损，尤其是脾脏肿胀情况下极易破损，导致严重内出血或休克。

3.膀胱、尿道、直肠破损

耻骨与坐骨支一同破裂，极易导致后尿道受损。假如此刻膀胱储满尿液，那么就会被位移的骨折段戳破，这类膀胱受损大部分是腹膜外受损。骶骨骨折还会导致直肠受损。

4.关键位置血管受损

常见于严重的开放性骨折与移动明显的闭合性骨折。例如肱骨骨折损伤肱动脉与静脉，股骨髁上骨折损伤腘动脉与静脉，胫骨上端骨折损伤胫前动脉与静脉或胫后动脉与静脉。动脉受损能够出现以下状况。

（1）开放性骨折兼动脉破损，血液从创口喷涌。

（2）因为骨折端压迫或刺激形成血管痉挛，使血液流通受阻或全数堵塞，血栓就会出现。

（3）动脉被骨折端穿刺构成局部血肿，后续阶段会出现假性动脉瘤。假如相近的动脉、静脉一起被戳破，会导致动静脉瘘。大动脉受损后，身体远端会伴有痛感、麻痒、发凉、动脉搏动改变等情况。

5.缺血性肌痉挛

这是骨筋膜室病症的典型症状。上肢常见于肱骨髁上骨折或前臂双骨折，下肢常见于股骨髁上骨折等。肢体的大动脉受损

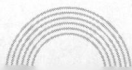

后，血液供血不足或绑扎超过最佳绑扎时间，前臂或腿部的肌肉群可能因为缺血而坏死，逐步痉挛而形成畸形（例如畸形手足等），导致身体残疾。

6. 脊髓受损

脊髓受损常发于颈部或胸部、胸腰段脊柱等骨折移动时，构成受损截面之下的瘫痪。

7. 周围神经受损

初期也许会由于骨折时神经被牵扯、挤压或激发导致。后续阶段会由于外部既定压力、骨痂环绕或身体畸形拉扯所致。肱骨干骨折能够继发或并发桡神经受损，肱骨内髁骨折能够并发尺神经损伤，肱骨髁上骨折能够并发正中神经受损，腓骨上段骨折会并发腓总神经受损。神经被损伤后，它下辖的肢体范畴就会形成感觉神经与运动神经损伤，后续阶段会产生神经营养功能受损。

8. 脂肪栓塞

这是不常见但严重的骨折并发症。成年人骨干骨折，髓腔中血肿张力太大，骨髓脂肪渗入血液，形成脂肪栓塞阻碍血液流通，能够导致肺部、颅腔等关键脏腑或组织缺血，从而威胁患者生命。

9. 坠积性肺炎

腿部或脊柱骨折病人长时间躺卧，致使肺功能衰减，痰液凝聚，咳痰受阻，导致呼吸功能下降。老龄病人常常会因此威胁生命，所以病人在躺卧时要多进行呼吸动作或主动捶胸捶背，咳出痰液保证呼吸顺畅。

10. 压疮

严重损伤昏厥或脊椎骨折并发瘫痪病人，一部分骨突位置（例如骶尾、颈部等）被压迫致使局部血液循环不畅，组织坏死，

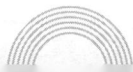

出现溃疡，无法痊愈。所以要强化护理力度，早做防治。对压疮多发位置要保持干爽，定期翻身推拿，并且在局部放置垫子、毛毡等以降低压力。

11. 泌尿系统感染或结石

骨折后长时间躺卧合并瘫痪病人，必须长期使用导尿设备，假如处置不当，会形成逆行性尿道感染，形成膀胱炎、肾盂肾炎、结石等。病人要定时替换导尿设备及清理膀胱，鼓励病人多喝水，保持小便顺畅。

12. 损伤性骨化

损伤性骨化是指关节内外位置骨折脱位后，由于受损情况较重、援救固定不到位、重复进行粗暴的修复与被动运动，导致血肿扩大或局部重复渗血，血液渗透到被损伤的肌纤维中，血肿机化以后，透过周围骨膜化骨的引导，逐步出现软骨，之后再钙化骨化。通过 X 线检测，能够看到骨化情况。临床多发于肘部关节，这一现象会阻碍关节活动的顺畅度。

13. 创伤性关节炎

关节内骨折修复不到位或骨干骨折或成角畸形会导致关节截面不平顺或关节断面压迫力增加，能够导致关节软骨面受损，形成创伤性关节炎。

14. 关节僵化

骨折以后，伴随固定用时变长，会逐步形成纤维性僵化或骨性僵化。严重的关节内骨折会导致关节骨性僵化。长时间外固定会导致关节四周软组织粘连与肌腱痉挛，致使关节运动受阻。所以，关节骨折病人的关节内淤血要彻底清洗，固定的范围与时间应相对合理，并在初期完成关节锻炼。

15. 缺血类骨坏死

骨折断端的血供阻碍会导致缺血类骨坏死，以股骨颈骨折并

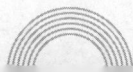

发股骨头坏死、腕舟骨骨折近端位置坏死等较为常见。

16. 迟发类畸形

幼年骨骺受伤会导致此关节生长，今后逐步形成身体畸形。肱骨外髁骨折时常会导致肘部畸形，由于尺神经被拉扯而形成爪状手。

此外，临床上骨科处置的并发疾病主要有：①止血设备运用的并发症；②小夹板固定的并发症；③石膏固定的并发症；④骨科固定架运用的并发症；⑤骨科拉伸的并发症；⑥造影的并发症；⑦关节镜运用的并发症等。并发症是患者痊愈康复的关键项目，要引起关注。在骨折诊治阶段，要尽可能主动预防并第一时间、稳妥诊治骨折并发症。

第三节
骨折的愈合

骨与其余组织有差别，具备自我修复的功能，在修复阶段会形成新骨，把骨折位置相连，可复原骨原本的大致外形与显微构造，并且也能够复原骨的功能，此情况被叫作骨折的愈合。骨折的愈合必须由全身大循环与局部微循环进行支撑，感应到应力、血液供应、细胞因素等的调整功能。并且，不同位置的骨折或相同部位的骨折的诊治模式都能使不同情况下的骨折愈合，或致使骨折不愈合、迁延不愈或畸形愈合。

一、常规愈合

骨折的愈合是骨折断端间的组织复原。在骨折阶段，会出现坏死部分（死骨）与断骨（骨痂）同时形成的情况。骨折端也逐步变得不平稳并出现短暂的显微对接，最后形成稳固的骨性相连。

（一）常规愈合的分阶段特征

针对管状骨的骨折，在断端血肿没有清理、骨折端平稳并且已行内固定的状态下，通常包括下列三种情况。

1. 肉芽部分的复原期

此阶段为骨折后炎症阶段。骨折出现后，部分骨、骨膜、肌肉、血管由于受到暴击而破裂渗血，部分出现血肿。通过白细胞汇聚来清理坏死细胞与组织。血肿中血液在 8h 内就能够汇集成包含胶原成分的血痂，之后血肿逐渐机化，从新鲜血管透入，间充质细胞增殖、分化明显。骨折端、血小板与坏死部分等释放出细胞因子，例如血小板生长因子、转化因子、类胰岛素生长因子、血管内皮生长因子等。骨膜细胞分化、生长旺盛，逐步分化为骨细胞，为后期骨折的愈合提供了物质条件。此阶段在骨折后2～3 周形成。

2. 原始骨痂

外骨膜深处的细胞迅速增多，从远隔骨折端的位置起始，构成较厚的成骨细胞生长层。成骨细胞在有利环境中分化形成新骨，稳固依附在骨折端的骨质层。因为血液供应相对不够，骨母细胞转化成软骨母细胞或软骨细胞，局部的血肿机化后的分纤维因子绝大多数转化成短暂存活的软骨，之后在血液供应、应力、细胞因子、生长因子等的影响下，软骨通过变性、骨化并成骨，把骨折断裂位置粘连，此刻骨折段的损伤部分的一团构造与源头都是复合类的组织，也就是骨痂。此流程从骨外膜、骨内膜因素一同参加并出现外骨痂与内骨痂。内骨痂与外骨痂结合，就代表

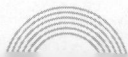

原始骨痂的出现。因为钙化，在 X 线照射下显现构成团块状的骨样组织。此阶段持续 6～12 周。此阶段后，骨折断裂位置由骨痂对接，断裂位置得到稳固，出现临床愈合现象。

3. 塑造阶段

原始骨痂出现后，骨内骨小梁的排位没有规律，哈弗体系并未成形，它的强度没有出现预期的常规骨组织强度，所以必须在显微构造与外观上实施改善，也就是塑造。此阶段板状骨与幼小网状骨融合，骨小梁加粗，让原始的松质骨改善成稳定的密质骨。骨折位置被稳固对接，骨小梁依照生物力学效应方位顺着骨纵轴分布，骨髓腔相通。此阶段是在破骨因素与成骨因素相互影响下形成的，时间是 2～4 年。有学者指出有的病人愈合的耗时会延长，甚而一生都无法完全塑造成功。

（二）松质骨愈合

松质骨的愈合有其独特之处。首先，松质骨骨小梁较为细小、血液流动频繁，骨细胞的血液供应通常不被影响，也就无法出现骨母细胞或软骨细胞，其愈合阶段通常不会出现软骨。其次，骨折以后，血肿程度不明显，血肿块通常快速通过周围骨组织扩充形成机化或钙化，导致骨折的对接，所以不像管状骨形成大批骨痂，它的骨痂构成少或无法让骨痂成形。再次，松质骨骨折的愈合依赖包含的大批骨髓，骨髓细胞能够转化为成骨细胞或直接成骨。最后，松质骨愈合后因为是骨小梁的直接痊愈，所以初期强度不足，在愈合后初期可能出现压制而致使骨折畸形。在骨端松质骨愈合阶段，要对骨实施保护，预防初期骨负担过大。

（三）影响骨折愈合的因素

影响骨折愈合的因素分为患者因素和医源性因素等。患者因

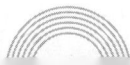

素又分成全身因素和局部因素。

1. 患者因素

病人的全身因素与局部因素能够直观或间接影响骨折的愈合。

（1）全身因素　年龄对骨折的作用显著。老龄病人骨折愈合耗时过长，特别是老龄病人并发有肾脏病、肝脏病与内分泌疾病，或严重的骨质疏松等，都能够影响骨折愈合，婴幼儿骨折愈合迅速，极少形成骨不粘连的情况。

某些维生素的匮乏，例如维生素 D、维生素 C 等的匮乏，与部分微量元素的摄取不够，流入钙的匮乏等因素，都能够影响骨折的愈合，而维生素 D 的匮乏会影响骨痂的成型。

病人能否配合也是极为关键的因素。例如病人出现智力问题、严重的帕金森病症、瘫痪等，也许会因为不能配合骨折诊治阶段的功能训练而影响骨折愈合。病人无节制的功能训练也会致使骨折愈合不良。所以，在诊治前对病人全身情况实施检查极为关键。

（2）局部因素　包含局部血液供应障碍、损害限度、骨损伤、感染等。

① 局部血供障碍：血供为组织生存与复原的基础因素，血供障碍会致使局部骨折不愈合或延误愈合。一部分骨的血供比较特别，例如股骨颈、距骨、腕舟骨等，它的血供会因为骨折中断，导致骨折的不愈合或延迟愈合。

② 损害限度：微小暴击所导致的骨折，因为断端移动少，局部软组织保留，骨膜分离有限，有助于骨折的愈合；而较大暴击所导致的骨折或严重的开放类骨折，它的骨膜损害限度大，局部血供减少甚至丧失，会阻碍骨折的愈合。

③ 骨损伤：骨质损伤会致使骨折的迁延不愈或无法愈合。

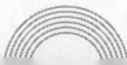

开放类骨折骨质丢失后会导致损伤、骨折段隔离而缺少骨痂构成的环境，并且软组织的嵌插也会导致骨痂对接失败，导致骨折无法愈合。所以，对开放类骨折或粉碎性骨折，要植骨填补骨量。规避骨损伤的出现。

④ 感染：骨感染后会导致骨因素、骨膜因素与周围组织细胞的死亡、局部血管的阻塞、软组织瘀斑的出现，直观影响骨折的愈合。感染关键是预防，例如完全清创、微创处理、科学使用抗生素与确保引流顺畅等。要规避初期不科学处理、等到感染出现后再清理的方法，以免给病人造成不可逆的伤害。

2. 医源性因素

医源性因素概念是诊治不科学或诊治环境受限从而导致骨折不能愈合的因素。

(1) 骨折固定问题　骨折的愈合初期是骨痂的成形，此阶段必须在局部相对有利的环境下完成诊治，以便于血管长入。例如骨折段出现移动或剪切效应，那么新生血管将受到损害，从而致使骨折愈合缓慢。特别是骨端的剪切效应与扭转效应，对局部血管、纤维对接的损坏比较明显。常规的骨折固定不到位情况有石膏或夹具松脱、内固定不力、外固定架松脱等。

(2) 手术处理　在行内固定手术处理阶段，应遵照微创、少脱离骨膜、不影响血供、绑扎牢固、有效植骨等准则，在拉伸阶段规避过分拉伸，对外固定应定时检查。

(3) 药品问题　一部分药品能够让骨折快速痊愈，例如生长激素、甲状腺素、维生素 D、维生素 A 与中药制剂等；而一部分药品例如肝素等，会导致骨折迁延不愈，在诊治阶段要避免运用。

3. 其他作用因素

骨折愈合是一类多因素参与的过程，例如电效应、细胞因

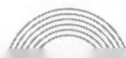

子、生长因子、应力、局部血肿等。以下以应力、局部血肿在骨折愈合中的作用进行简单论述。

（1）应力与骨折愈合的关联 骨组织的功能是让身体在力的作用下形成各类效能。Wolff 定律也阐述了应力与骨量的关联。伴随生物力学的进步，应力对骨折愈合的作用逐步被关注。在骨折愈合的各阶段，轴向的压力可以让成骨因素与成纤维因子分化成骨细胞，并且因为应力效应让骨痂的分布与身体功能相融合，在骨塑造阶段则依照骨承担的应力方位排列骨小梁。在骨折愈合初期，剪切效应、扭转效应会影响骨痂与局部结构内的毛细血管、纤维的对接，无助于骨折愈合。在骨塑造阶段，剪切效应与扭转效应让骨的各方位上具备既定的强度，有助于骨的重塑。

应力的数据也有一定范围。内固定压力过大，会致使骨质坏死和吸收。在骨折愈合初期，因为局部是短暂的显微对接，所以应缩减不良应力的产生。在骨折愈合后期，要增加应力以使骨痂生长良好。特别是在骨重塑阶段，要施加充足的应力，让骨重塑后能够满足身体需求。适度拆卸内固定，让内固定的应力阻挡效果最小化，有助于骨的塑造。应力效应对骨折愈合的影响机制还不明朗。

（2）局部血肿与骨折愈合的关联 骨折后局部会出现血肿。血肿的结构、血凝块的出现与血肿的机化为骨痂形成的关键因素。在骨痂形成初期，唯有透过血肿的机化方能让毛细血管透入，成骨元素向骨折线靠拢，进而对接内、外骨痂，起到枢纽作用。所以血肿在骨折痊愈中极为关键。另外，血肿中包括大量的细胞因素，例如在骨折阶段骨组织、骨髓生长因子等。血小板自身原本即为一大骨生长因子库，当中的生长因子具备比例适度、含量充足等特征，富血小板血浆已经在带动骨折愈合的领域被使用，而骨折位置的血肿为自然的血小板汇聚区域，所以血肿在骨

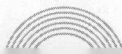

折愈合阶段有着关键功能。在临床方面，不损害局部血肿反而有助于骨折愈合。

二、骨折延迟愈合

骨折以后，经过对应的处置并经过一段时间后，骨折段通过骨的复原形成对接并逐步复原骨的效能，此时可以认定为骨折愈合。假如骨折诊治所花时间已超过同种类骨折愈合所需的最大时间，骨痂成形仍然偏少或没有显著的骨痂成形，骨折端依然没有对接，即能够认定为骨折延迟愈合。通常而言，骨折后 4 个月依然没有愈合的病人，一般被看成是骨折延迟愈合，然而要视实际情况而定。骨折延迟愈合阶段，X 线片经常显示断端边沿不规整、不清楚甚至出现囊性变，骨质吸纳不明显，骨痂生长少，骨折缝隙清楚甚至宽度增加。但骨折段不出现硬化，骨髓腔通畅无阻，这与骨折不愈合有所差异。

三、骨折不愈合

骨折不愈合的出现比例在骨折病人中达到 5%～10%。骨折不愈合会致使病人在情绪、身体与生活方面出现问题，应尽可能避免其出现。

（一）界定

骨折在没有全部粘连的状况下，骨折常规复原过程结束，叫作骨不连。通常而言，骨折后通过常规诊治，3 个月未出现好转，9 个月没有愈合，就界定为骨不连。对耗时的界定还没有定论，有学者认为半年没有愈合就能够确诊为骨不连，而有学者则认定 8 个月没有愈合的骨折是骨不连。骨不连与骨折推迟愈合相同，在耗时方面要依照不同的位置、骨折的种类与受损限度来区别，而不能过度重视骨折愈合的耗时。骨不连与骨折推迟痊愈的差异是骨不连不通过干预就不能愈合，但是骨折推迟愈合是时间延后，给出充足的时间依然可以愈合。

（二）临床症状与诊治方法

骨不连通常形成在骨干位置，骨骺位置很少出现，干骺位置也不多见。这也许与皮质骨裂开、血供容易被损坏有关联。骨不连阶段，骨折位置陆续形成痛感、纵向敲击痛，内固定裂开。故骨不连就是内固定裂开的原因之一。

骨不连有经典的 X 线片显示，通常显出骨痂很少或没有骨痂成形，骨折段平滑或硬化，髓腔密封，骨折线明显。一些肥大类骨不粘连病人，骨折位置骨痂生长快速，然而没有规律，不会出现骨折，出现肥厚的象腿外形，骨折线清楚可辨。

依照骨折以后长期不痊愈、局部依然肿胀、反常运动与经典的 X 线片表现，诊治骨不连较为容易。

（三）原因

骨不连的原因较为繁杂，通常而言包括患者因素与医源性因素两类。

1. 患者因素

患者因素是导致骨不连的关键因素，其中骨折的局部因素是重点。

（1）血运因素　骨折以后，会存在骨折端的血运，并且对骨折块自身的血运有很大影响。严重创伤、骨折段的过度移动与开放类骨折等都能使局部血运损坏、骨膜分离、骨块供血血管破裂等。而骨痂形成的基础因素即为骨膜与周围软组织的血运。骨不连也时常形成于一部分骨的特殊位置，与骨骼自身滋养血管的走行、排列关联密切，例如腕舟骨、距骨等。

（2）骨折段的碰触　骨折后，骨折断端的非密切碰触与碰触面积太小都会使骨不连。骨折断端间的软组织填充会左右骨痂的形成与相连，而骨质损害过度或碰触面积不达标时，骨痂成形后无法对接，都会导致骨不连出现。长斜行骨折或螺旋状骨折，因为骨折断端间接触面积理想，相对负担能力不大，会有助于骨痂生长与骨折愈合。

（3）骨感染　感染能使局部肿大、渗漏、血管阻塞，从而导致骨与软组织坏死，血管重生与血运重塑的过程延长，局部形成大量的瘀斑组织，妨碍骨痂的成形与对接，导致骨不连。并且，感染后局部微循环系统的改变能够带动骨折段的吸纳，从而导致骨折段损伤，骨不连出现。

（4）全身因素　病人的全身因素亦为关键因素。例如病人的年龄、营养情况、有没有骨质疏松、有没有代谢紊乱等。并且，口服某些药物（例如激素等）也会影响骨折的愈合而形成骨不连。不良生活习惯例如吸烟、饮酒等，亦为骨不连诱发因素。

2. 医源性因素

医源性因素是导致骨不连的主因，骨折早期通过科学的诊治可以预防。

下面仅阐述固定问题：包含内固定选择不科学、固定不牢固与技术问题，外固定不牢固、固定不到位会直接导致骨折段形成无助于骨折痊愈的应力，例如骨折段间的剪切效应与扭转效应在病人的骨折愈合过程中，固定不当会导致不同源头的血管无法完全契合，断端不固定会让骨痂无法对接，进而让骨折复原无法完成。

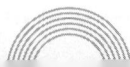

第四节
骨折的治疗原则

骨折患者要在初期活动患肢，初期下床适度锻炼，防止并发疾病，进而实现较好的生活质量，此点对老龄病人极为关键。

骨折诊治的一般准则是骨折修复，让移动的骨折段复原，复原原本的几何外形或平稳外形；骨折稳固，保证骨折复原后的平稳状况，供应骨折段的抗应力，预防骨折再移动直到骨折愈合；无痛的功能训练，带动骨折愈合，复原关节效能与功能，防治骨折并发症（例如骨质疏松等）。这部分准则，老龄病人与年轻病人类似，但是老龄病人更为明显。

一、骨折复原

骨折出现解剖复位，不但可以强化骨折段的平稳度，并且骨折愈合后可以保证原骨既有的几何外形与生物力学的特征。骨折的效能复原指骨折愈合后通常会留下一部分骨的外形与功能障碍，必须依靠其余位置的代偿功能来解决。例如代偿效能超越其余位置的力学适应度，后续会加速关节的退行性变。然而，为了完成骨折的解剖复原，循环往复的人工复原会导致骨折周围软组织受损（例如骨膜受损），不但影响骨折愈合，而且会导致其余的并发症，这是要避免的。

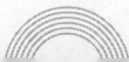

二、骨折稳固

从生物力学和生物学的理论来看,科学的骨折稳固指以下几点。

(1)骨折初期,可以稳固骨折端,不会再次出现移动,保护新生复原组织生长不出现断裂应变。

(2)如果骨痂形成并逐步成熟,骨折端对抗机械能增加,稳固强度会逐步下降,让骨折端可以渐渐承担适度的应力,带动骨折愈合。

(3)骨折稳固后可以对关节、肌肉初期无痛活动进行支持,带动功能复原。

三、功能训练

功能训练为骨折诊治的关键一环。在骨折诊治阶段,初期功能训练即有限压力下关节、肌肉的无痛运动,直到骨折稳固愈合;并依照骨折复原与稳固的程度,在骨折愈合的不同时段逐步提升训练强度,然而不能超越骨折复原组织的应变耐受性。否则,在骨折初期会导致骨折端再移动。在骨折愈合的中后期,已出现的骨痂也许会再次断裂与再次吸纳,甚而产生骨折畸形愈合、推迟愈合或不愈合。骨折愈合后要继续坚持运动,直至关节功能与肌力再度复原。

四、主动防治并发症

高龄病人因为长久躺卧导致的系统、脏器并发症通常包含心肺功能障碍、坠积性肺炎、生殖系统感染、脑血栓和下肢血栓性静脉炎等,要主动预防。特别是有潜在病症时更不容忽略。

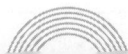

中西医结合诊治骨折科学保证了稳固和运动相融合（动静联动）、骨与软组织共同康复、局部与全身合治、诊治策略与病人的积极性紧密配合（医患协作）等，可以完成骨折复原而不损害局部软组织，稳固骨折而不阻碍肢体运动，尤其带动血液循环，加快新陈代谢，加速骨折愈合，并且能够让骨折愈合与功能复原双管齐下。

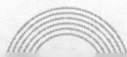

第二章

上肢
骨折

第一节
锁骨骨折

锁骨为长管状骨骼，呈 S 状横架在胸骨与肩膀位置，为上肢与身体间唯一的骨性对接。锁骨内端突起，有胸锁乳突肌与胸部肌肉黏附；外端后突，出现三角肌与斜方肌黏附。锁骨骨折为多见的种类，每个年龄阶段都会出现，多发于年轻人与幼儿。

一、病因

大部分是因为摔跤时肩膀外端或手臂撑地，外部力量通过肩锁位置传导到锁骨，通过短斜行骨折的情况。骨折以后，内端由于胸锁乳突肌的拉扯往后上端移动，外部因为上肢的力量与胸大肌拉扯朝前下端用力。

直接暴击会引发横向或粉碎性骨折，临床并不多见。骨折移动阶段，锁骨后端的臂丛组织与锁骨下静脉会合并受损。

二、诊断

1.诊断要点

（1）出现外伤情况。

（2）多形成于锁骨内 1/3 或中外端 1/3 汇集位置。

（3）骨折部分位置肿大、痛感显著。移动骨折能够引起反常运动或出现骨擦情况。

（4）X 线片能够明确骨折种类与移动状况。

2. 临床表现

由于锁骨处于皮下，骨折后肌肉抽搐、肿大、痛感加强以及压力增加等症状都很显著，且能够触到骨折位置，因此容易诊疗。患部从内端、下端、前端靠拢，通常以健侧手托患侧手肘最为常见，从而降低上肢力量的拉扯，头部向病痛位置靠拢，颌部朝向健侧，让胸锁乳突肌放松并缓解痛感。患儿自诉能力较差，并且锁骨皮下组织肥厚，很难探查，特别是青枝骨折，临床症状并不明显，会导致漏诊。在穿戴、上举手臂或从腋窝下抬高阶段，幼儿会由于痛感加强而痛哭，此点能够作为诊治参考。X 线正位图片会显现骨折种类与移动情况。依照伤病情况、临床表现与 X 线片检测情况进行诊治。

锁骨外端 1/3 位置，必须预判喙锁韧带是不是已经受损，因为此韧带是否受损会影响诊治和预后。无法明确诊治阶段，要进行双端应力 X 线照片，也就是病人坐立或站立位置，手肘各挂上 2.5～6.5kg 事物（不应拿在手里），舒缓上肢肌肉，之后摄肩部正位 X 线片。假如病人肩锁韧带裂开，那么 X 线片会显像骨折移动增加，而喙突与锁骨间的间距加大。

锁骨的胸骨位置或肩峰位置关节面的骨折，普通 X 线片可能很难明确诊疗，必需时要通过 X 线断层扫描检测。

诊疗骨折阶段，要详尽检测患端血液循环，避免锁骨外血管受损。

3. 锁骨中段骨折

锁骨内 1/3 骨折形成于肋锁韧带内部，在锁骨骨折中的比例最大。锁骨中段骨折移动很少，近端骨折位置被胸锁乳突肌拉扯而往上移动，骨折位置会叠合移动并畸变。

（1）锁骨内 1/3 横行或裂缝骨折　骨折位置大部分形成于锁骨中外 1/3 汇集位置或中端。裂缝骨折除痛感明显外，极少出现其余表现，但会出现穿刺出肌肤。部分位置痛感明显，出现骨擦情况与反常运动。

（2）锁骨内 1/3 螺旋状骨折　大部分是传导暴击导致，部分位置痛感明显，出现骨擦情况与反常运动。

4.锁骨远端骨折

锁骨外 1/3 骨折，直接、间接暴击都会导致，骨折位置在肩锁韧带与突起锁骨韧带间。

（1）Ⅰ类骨折　肩锁韧带与喙锁韧带都没有被波及，骨折移动情况可控。

（2）Ⅱ类骨折　骨折位置处于锁骨边缘并波及喙锁韧带，此韧带体现出局部或所有裂开情况，骨折会出现移动。

（3）Ⅲ类骨折　只波及锁骨远端与肩锁位置的骨折。喙锁韧带没有受损或没有全部裂开。锁骨移动较小，然而肩锁关节囊会裂开或严重撕裂。

5.锁骨近端骨折

骨折形成于肋锁韧带中，临床表现不明显，大部分是间接暴击导致。骨折没有移动或轻微移动，时常伴随胸锁关节严重受损。

6.鉴别诊断

（1）胸锁位置松脱　两端胸锁关节不匀称，出现反常运动，锁骨内段会突起或空置。

（2）肩锁关节脱位　锁骨外部显著鼓起，肩关节运动迟缓，X 线片示肩锁间距增加。

三、治疗

（一）对于没有移动的骨折或移动幅度不大的骨折

患儿没有移动的骨折或青枝骨折、成年人没有移动的裂缝骨

折与 1/3 移动微小的骨折，能够使用三角帕悬挂上肢 7 天或
14 天。

（二）对锁骨内 1/3 或外 1/3 有移动的骨折

（1）人工修复　病人坐立，挺胸仰头，双臂交错，医生把膝
盖顶在病人背部中央，双臂控制病人的肩膀外端，往背端缓缓牵
拉，让其挺胸抬肩，此刻骨折移动就能够复原或缓解，假如依然
出现侧端移动，可以提拉并改善矫正。

（2）8 字形绑带稳固　在腋窝下添置绑垫，使用绑带从患病
位置后通过腋窝环绕肩部上端，通过背端、对侧腋窝，绕到对侧
肩部上端，回到背端再到患病位置腋窝，包裹 8～12 圈。绑扎
后，使用三角帕悬挂手臂到胸部，就是 8 字形绑带固定法。通常
必须稳固 4 周，粉碎性骨折要绑扎至少 6 周。大部分骨折病患可
以痊愈。

（三）对于无喙锁韧带裂开的锁骨外段或外 1/3 出现移动骨折

1. 手动矫正

病人端坐，挺胸，上肢自然垂下，弯肘 90°。使用一个袋子
套住腋窝，通过胸部与背部端牵拉，进行牵拉应力引导，并使用
扩充板材撑满袋子；协助人员紧握肢体上端往上端牵拉；手术医
师通过腋窝往上推拉肩部，导致锁骨远端骨折端朝上；另外一只
手往下摁住锁骨近端骨折位置，让两端骨折段形成期待矫正，再
稍微松解往外的牵拉力，让两骨折段相互密切嵌插，防线朝外
稳固。

2. 固定模式

外固定通常是保证骨折近端往下、骨折远端往上。

（1）石膏条环绕摁压在锁骨近端骨折位置与健侧腋窝与背

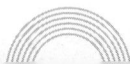

部，通过受伤位置上肢前端，环绕手肘，通过上肢后端，把上肢与肩部往上牵拉，再摁住锁骨近端骨折位置与胸腹到健侧腋窝与背部，之后使用2～3层石膏条完成石膏稳固，并加压矫正，从而确保骨折段的对位，稳固到骨折痊愈。此方式能够使用宽胶稳固，然而应留意病人是不是对粘胶有排异反应，粘胶脱位或松开要立即更换。

（2）病人站立位，双上肢托举，在上到乳头、下到髂嵴的部位裹住腰部，并在腰部前后患病位置的乳腺嵴位置都装设一个扣子，把石膏腰部烘干以后，用骨折技法矫正。使用一张厚棉垫放在锁骨近端骨折位置，使用5cm宽的绑带压在锁骨近端骨折段的厚棉垫上，把绑带的两端固定在石膏腰围前后的扣子上，适度牵拉稳固，让骨折段对位平实，再使用三角帕固定双臂。

（3）肩锁悬挂稳固法　绑带由布袋或皮草制成，可以把患病位置手肘关节与上肢往上牵拉，并可以把锁骨近端往下摁，绑带固定在健侧胸腹位置。把骨折手动矫正后，用绑带固定。

（4）石膏条稳固法　病人站立或端坐，手术医师制作一根8层厚70mm的石膏条，在石膏条内放置绑带，把石膏条堆叠在一端压实，敷在患端腋窝下胸腔位置，上部定压腋下；再使用厚度为80mm的石膏条定压在锁骨近端骨折位置与胸背部；再使用石膏条包裹胸腹位置的石膏条，保证骨折位置的稳固。

3.手术治疗的适应证

（1）锁骨骨折伴有锁骨下组织、血管受损或血管有挤压的病症。

（2）开放性骨折。

（3）并发骨折阶段，特别是相同肢体多发骨折阶段，要挑选性地处理。

（4）即便愈合也会影响身体功能，特别是对青年女性，权衡

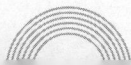

到美容情况，要选择性地使用。

（5）粉碎性骨折。

（6）出现喙锁韧带裂开的锁骨外部或外 1/3 出现移动骨折。

（7）陈旧性骨折不愈合。

针对锁骨骨折使用切割矫正内固定手术阶段要极为谨慎。假如必须手术，要留意减少手术的伤害与骨膜的抽离范畴。要使用克氏针。手术后以三角帕维护 4～6 周。

4. 康复

（1）手术后 1～2 周　急性时段通常是消除炎症并止痛，维持肌肉体积，所以治疗的方式包括低频电刺激肩部周围肌肉、冰敷、与等长的肌体收缩练习。

（2）手术后 2～6 周　此时段手术后第 14 日共同增强手指紧握力量训练，并完成肩头训练、旋转的被动练习或助力练习。3周阶段增大手肘力量锻炼与前肢内外旋的练习，完成头部与双手肘的挺胸锻炼。内固定医师要尽快完成肩部周围肌群的等长伸缩锻炼。

（3）后续时段　骨折愈合、固定时间之外的就是后续恢复时段。肩关节属于极为灵便的关节，可以完成多方位的锻炼包含屈臂、伸缩、内外伸展、内旋、与繁复的运动等。运动性锻炼阶段必须根据上述方法，与肩胛的多方位运动相配套的是肩关节周围的肌肉并划定对应的小组。

（4）中药治疗　早期时段要使用散血消肿、止痛活络的药品，能够服用活血止痛汤等药品，敷接骨止痛膏或双柏散等。中期时段接骨连筋，服用药品时可以选择新伤续断汤等。中年或老年病人因为气虚血亏会导致肩部关节炎，可以服用壮骨药等。

（5）理疗模式　如中药熏蒸、理疗等。

5. 注意事项

睡眠时必须采取平躺体位，不使用枕头，肩部位置不要太高，以保证双肩仰立，有助于矫正骨折。固定时期，一旦发现肢体组织或血管被压迫或绑带松脱，要立刻调整绑带位置。

第二节
肩胛骨骨折

肩胛骨通常是宽且单薄的骨头，体现出不规矩的三角状，处于背部上端两端靠后，同胸廓冠小型面角度是 $30°\sim40°$。肩胛骨折不多见。肩胛骨骨折的类别划分有很多种方式。

（1）依照解剖部位划分 能够分成肩胛骨体骨折、肩胛冈骨折等。肩胛骨体骨折并不少见，在肩胛骨骨折中可占 $49\%\sim89\%$，第二位是肩胛颈骨折。

（2）依照骨折线与肩关节整体的稳固划分 能够分成平稳的关节外骨折、不平稳的关节外骨折与关节内骨折。平稳的关节外骨折包含肩胛骨体骨折与肩胛骨骨突位置骨折。肩胛颈骨折，即便有既定的移动，也较为稳固，属平稳的关节外骨折，不平稳的关节外骨折时肩胛颈骨折并发喙突、肩峰或锁骨疾病。关节内骨折是肩胛盂的横行骨折或大面积盂缘骨折，并发肱骨头离位或半离位。

一、肩胛骨体骨折与肩胛冈骨折

肩胛冈骨折与肩胛骨体骨折会同时出现，很少出现单独发作，二者诊治也类似。

（一）病因

大部分来源于侧后端的直接暴击或仰躺体位。暴击方面，骨折与肩胛骨体下端骨折很常见，并发肋骨骨折，甚至出现胸腹受伤情况。

（二）诊断

1.痛感

只见于肩胛位置，肩部运动阶段极为显著，其压力方位与骨折线是统一的。

2.肿大

必须双端比较才能察觉，肿大情况根据骨折种类来明确。粉碎性骨折渗血量大，肿大情况很显著，甚至皮下组织会产生瘀痕，但是普通的裂缝骨折没有显著肿大情况。

3.关节运动被阻碍

出现肩部运动范畴被阻碍，特别是展开困难症状，因有剧烈疼痛而抗拒运动。

4.肌肉抽搐

肌肉抽搐包含冈上肌等，由于骨折与血肿激发而出现延续性伸缩，甚至会表现为粗肩袖受损的病症。解读外伤情况，拍后前端、侧端与切线位 X 线片。诊治困难病人可以在拍 X 线片阶段将手臂外伸，就能够得到更为清楚的图片。也可做 CT 检测，并留意有没有胸腹并发灼烧感等病症。

（三）治疗

1.无骨折移位患者

使用非手术诊治模式，包含患侧肢体绑带稳固、初期与后续阶段敷药、理疗等，诊治时间控制在 3 周内最为适宜，要尽快进行肩部功能运动。

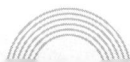

2. 有骨折移位患者

使用肢体的外伸或内伸来检查骨折位置的对位状况。应把身体放在科学的位置上，使用外伸架或卧床牵拉固定。

二、肩胛颈骨折

（一）病因

通常通过掌部、手肘的传递暴击导致，也能够通过冲撞肩膀的直接暴击导致。前者的远段骨片大部是整体的块状，显著移动情况不多见；后者随肩胛盂骨折而出现骨折块碎裂情况。

（二）诊断

通常都出现显著的外伤症状，临床表现以肩为核心。

1. 痛感

仅限于肩，运动阶段痛感加剧。压痛位置是环形排列，并与骨折线位置相统一。

2. 肿大

多发于移位的骨折，出现方肩状外观，锁骨凹陷处会全部消失。没有移动的骨折形变并不显著。

3. 运动被阻碍

如果骨折出现移动，运动阻碍更为明显。

4. 骨擦情况

把肩胛骨下端固定，运动肩部，除了痛感剧烈外，会出现骨擦情况。X线片比较容易显现骨折线与其移动状况。对有胸腹伤或X线片显影不清楚的病人，要进行CT检查。

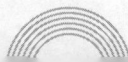

（三）治疗

1.无移动或轻微移动的病人

使用非手术诊治，要使用三角帕保护骨折位置3～5周。等到 X 线片显现骨折已经临床愈合后，才可以进行功能训练。

2.出现移动的病人

闭合矫正后通过外展设备或肩部石膏固定6～8周，也能够躺卧牵拉保证骨折位置矫正，必要时手术诊治。

3.并发锁骨骨折

因为丧失锁骨的支持稳固功能，颈部骨折移动显著且极不平稳，可出现浮动肩。要使用手术矫正锁骨，并通过钢板固定。锁骨骨折矫正固定后，肩胛颈骨折也大体复原且相对平稳。

三、肩峰受损

由于此骨块坚硬且骨突段不轻易折断，所以并不多见。

（一）病因

1.直接暴击

也就是源于肩峰上端垂向压力，骨折线大部分处于肩锁关节外端。

2.间接暴击

在肩部外伸或内伸时摔跌，由于肱骨大结节的刚性效应影响引发骨折。骨折线大部分处于肩峰底端。

（二）诊断

1.痛感

损害局部痛感显著。

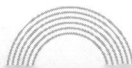

2. 肿大

由于解剖位置浅表，所以局部肿大显著，伴有皮下瘀斑或血肿。

3. 运动受阻

外伸或上体运动被阻碍，没有移动性骨折人员症状不明显，并发肩锁关节脱位或锁骨骨折时较为多见。

4. 其余

除关注是不是伴随骨折外，还应关注有没有臂丛神经受损情况。拍后前端、斜端与腋窝端 X 线片能够全方位地解读骨折的种类与特性。在解读阶段，要与还未合拢的肩峰骨骺进行区分。

（三）治疗

根据骨折的种类与并发情况的差异而使用相应诊治策略。

1. 没有移动的病人

把患处使用三角帕或普通绑带固定即可。

2. 显著移动的病人

能够通过患处屈伸、紧贴胸壁，自手肘往上加压纠正，再使用肩周胸石膏固定，通常连续固定 4～6 周。对技法纠正不成功的情况，特别是肩峰底端骨折，要完成初期切割矫正固定，进行克氏针张力连同钢钉固定，针尾角度垂直，以预防固定针在肩关节运动时游离移动。

四、肩胛盂骨折

肩胛盂骨折在肩胛骨骨折中的比例占 10%，其中出现显著骨折移动的肩胛骨骨折比例达 10%。

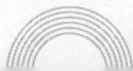

（一）病因

大部分源于肩膀的直接暴击通过肱骨施力于肩胛盂导致。根据暴击的方位与力度的差异，骨折片的状态与移动情况有明显差别。也许有肩关节脱位（大部分是一过性）与肱骨颈骨折情况。骨折的形态以盂端撕裂性骨折与压缩性骨折最为常见，也会出现粉碎性骨折。

（二）诊断

因为骨折的程度与种类的区别，症状差异很明显，基础症状与肩胛骨颈骨骨折类似。除外伤情况与临床症状外，通常根据 X线片确诊。X 线片投射方位除后前端与侧端外，应照射腋窝位置，以判断肩胛盂的前缘、后缘有没有撕裂性骨折。

（三）治疗

肩胛盂骨折是肩胛骨骨折处置中最为繁杂的类别，骨折的种类多，诊治模式也千差万别。

1. 普通病人

大多数轻微移动的骨折能够使用三角帕或绑带固定。初期就能够进行肩关节恢复锻炼。通常制动时间不能超过 6 周，拆卸绑带后，陆续完成关节运动并逐渐进行肌群力量的恢复。盂缘的小规模撕裂骨折通常在肱骨脱离阶段由关节囊、唇撕裂导致。前脱离阶段形成于盂前端，后脱离阶段出现在盂后端。肱骨头纠正后，使用三角帕或绑带固定 3～4 周。

2. 严重移动病人

假如骨折块波及盂前 1/4 关节端或盂后 1/3 关节位置，关节位置产生阶梯性移动（大于 3mm）或骨往下半脱离，先施加牵

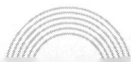

拉力进行恢复，不成功的情况下可以通过手术矫正与内固定术固定。关节中不能留下骨片，预防并发创伤性关节病症。对关节囊撕脱性骨折的病人，术后患处要用外展架固定。

3.畸变愈合病人

要以功能练习为主要治疗方法。对畸变严重已经阻碍关节活动或痛感显著的病人，要对其进行关节盂修复或假体替换术。

五、喙突骨折

喙突骨折并不常见，通常因为其方位较深入，容易引起误诊。喙突骨折形成于基底位置，骨折线会顺延到肩胛上切迹、肩胛骨上端或肩胛盂的上端 1/3 位置，通常应与骨化核心间的骺线进行甄别。

（一）病因

1.直接暴击

大部分因为重大暴击导致。

2.间接暴击

肩关节脱臼是由于肱骨头冲撞或杠杆效应导致。

3.撕裂性骨折

肩锁关节脱臼阶段，喙肱肌与肱二头肌单头剧烈伸缩或喙锁韧带牵引能够导致喙突撕裂性骨折，此时骨折片大部分出现显著移动。

（二）诊断

由于解剖位置深入，一般症状是局部痛感明显，与屈肘、肩膀内缩与深呼吸阶段肌群紧缩的牵扯痛感，可能并发臂丛压力症状。除外伤与临床表现外，通常依照 X 线检测，拍后前端、斜

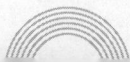

端与腋下 X 线片。

（三）治疗

1.没有显著移动或矫正的病人

能够进行手术诊治，使用三角帕绑缚 3 周。

2.移动显著或伴有臂丛神经症状病人

进行探测术、开放校正与内固定术。

3.喙突骨折并发肩锁关节受损病人

假如锁骨外部显著翘起，喙锁缝隙处于健康阶段，通常会出现漏诊喙突骨折情况。这类损伤会导致肩膀失稳，要手术稳定肩锁位置，喙突骨折不用手术矫正。

第三节
肱骨干骨折

肱骨干骨折通常是指肱骨外科颈往下 2cm 到肱骨髁上端 2cm 交界位置的骨折。肱骨干骨折大部分病人是青年人，病发率在周身骨折中的比率达到 1%～1.5%。大部分是交通事件伤病、工业事故伤害、运动锻炼伤病。肱骨干上端是圆柱状，中端往下类似于三角状，近髁上端出现扁平伤。肱骨中上端 1/3、三角肌黏附点往下是桡神经沟位置，桡神经与肱深动脉环绕此沟往下游走。

肱骨干骨折阶段，与骨折段移动相关的肌肉通常包含胸部肌肉、三角肌等。所以，在核心肌肉群黏附点上端或下端的骨折，它们的移动方位相差甚远，这对矫正的影响巨大。

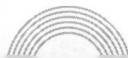

一、病因

1. 直接暴击

暴击直接影响肱骨干局部，包含物体冲撞、施压等，导致在受力的位置经常出现三角状骨块（底端在受力段、间断在受力点相对位置）。

2. 间接暴击

由于滑倒阶段手部或手肘触地导致。因为机体随有旋转或由于黏附肌群的不匀称力量，骨折线体现出螺旋状分布或斜走。

3. 旋转暴击

通常会因为肌肉伸缩导致，多见于肱骨干中下 1/3 位置，通常因为肌肉忽然紧缩，导致肱骨轴向承受压力，所以它的骨折线体现出多螺旋形态，并可有程度不一的移动。以掰动手肘所导致的骨折最为经典。

骨折断裂位置的移动方位除决定于暴击的方位与骨骼自身的重量外，与肌肉的伸缩有更为直接的关联。所以，在骨折矫正前需要全方位解读，并留意是不是有桡神经受损情况。

（1）骨折线处于三角肌黏附点上端，近端被胸腹肌肉、背部肌肉与大圆肌共同影响而向内移动，体现出收缩状；远端由于三角肌伸缩而往外端上方移动，同时受纵向肌群影响缩短。

（2）骨折线位于三角肌黏附点往下，骨折端近段被三角肌与喙肱肌的影响而朝前端、外端移动；骨折远段由于纵向肌肉影响而向上移动。

（3）骨折线处于肱骨干下段 1/3，两侧肌肉牵引力大致均衡，其移动方位与限度通常决定于外力的方位、外力程度、身体所在方位与骨骼的重量等。该处骨折容易并发桡神经受损情况，桡神经被嵌在骨折断端位置，加上损伤时的肢体向远端牵引，增

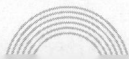

加了桡神经受损的程度，但全部撕裂的病人并不多见。

二、诊断

（一）骨折分类

依照类别准则差异，分类如下。

1.依照骨折位置划分

通常分成肱骨干上 1/3 骨折、中上 1/3 骨折、中下 1/3 骨折
与下 1/3 骨折。

2.依照骨折线状况划分

通常分成横行骨折、斜行骨折、螺旋形骨折与粉碎性骨折。

3.依照骨折位置是否与外部交通划分

能够划分成开放性骨折与闭合性骨折。

4. AO 划分

（1）简易骨折　简易骨折包含螺旋形骨折、斜行骨折、横行
骨折。

（2）楔形骨折　楔形骨折包含螺旋形楔形骨折、斜行楔形骨
折与横行粉碎性楔形骨折。

（3）复杂骨折　复杂骨折包含螺旋形粉碎性骨折、多端骨折
与不规则骨折。

（二）临床表现

1.痛感

其表征是局部痛感、环形压力痛感与传递敲击痛等，通常比
较显著。

2.肿大

完全骨折特别是粉碎性骨折的病人局部渗血会攀升到

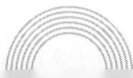

200mL，而因为创伤类效应，所以局部肿大显著。

3.畸变

在受创后，病人会出现上肢弯曲与挛缩畸变，除不完全骨折外，通常较为显著。

4.功能受阻

功能受阻很显著，病人大多使用健康手臂托举来稳定肢体。

5.反常运动

反常运动多发生于骨折后，能够发现骨擦情况。诊治阶段不应反复检查，以免病人痛感加剧。

6.并发疾病

骨折线会波及桡神经沟，桡神经干贴附骨骼游走，极易被压伤或穿刺。周围血管会被损害。所以，在临床检查与诊治阶段，必须对肢体远端的感觉、活动与桡动脉起搏等进行检查，并与对侧进行比较。

7.影像类核查

正位与侧位 X 线片就能够确定显像骨折的真实位置与骨折特征。

三、治疗

依照骨折部位、种类与病人全身情况等差异，要视具体情况而定。

（一）非手术治疗

1.矫正

局麻或臂丛神经麻醉时，手动操控是可行的，不使用特殊设施或骨牵拉。

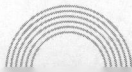

2. 稳固

（1）石膏固定　使用石膏托、石膏板、U状石膏、O状石膏固定。根据肢体肿大情况，时刻关注石膏的绑缚情况，规避由于固定不利导致出现并发症。固定 5 日后，如果石膏松脱，要替换石膏，之后连续固定 4～6 周，视情况拆卸。

（2）小夹板固定　对内外角度较小的病人，要使用纸垫直观增压的模式；对端移动较多、成角明显的病人，可以运用三点纸垫施压理论，让骨折得以矫正。不同的骨折必须使用不同的小型板材。比如，1/3 骨折用超肩关节小型板材，中 1/3 骨折运用单独上肢小型板材，下 1/3 骨折运用超肘关节小型板材。使用小夹板诊治肱骨干骨折阶段，必须做好随访。依照四肢肿大的程度随时调试夹板的紧固度，规避由于固定不利导致的并发症。

（3）牵拉固定　有时使用外展架加牵拉或鹰嘴骨牵拉等治疗肱骨干骨折。

3. 功能训练

在石膏固定阶段就进行肩膀与手臂的功能锻炼。拆卸石膏后要加强肩膀、手肘的功能练习，预防僵化。

（二）手术治疗

1. 适应证

（1）保守治疗不能达到或保证功能矫正。

（2）并发其余位置受损，如前臂骨折、肘部骨折、肩膀骨折，患肢必须早期搭连。

（3）并发其余系统症状，不能进行保守治疗，例如严重的帕金森病等。

（4）并发肱动脉、桡神经受损，必须进行探测术。

（5）多部位骨折或粉碎性骨折。

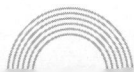

（6）骨折不痊愈。

（7）通过 2～3 个月保守治疗已产生骨折迁延不愈或失用性骨质疏松。

（8）病理类骨折。

2. 手术模式

（1）拉力螺丝固定　单独的拉力螺丝固定仅适用于长螺旋状骨折，并且术后必须外固定一定时间。其优势是骨折端软组织脱落不多，对骨折段的血液循环作用偏小，科学运用能够缩减骨折愈合时间。

（2）接骨板材固定　此为当前推广较广的内固定器械。钢材要有达标长度，锁死孔数量要超过六孔，适合选择宽度达到 4.5mm 的动能压力钢板、动能压力钢板（DCP）与有限碰触动能压力钢板（LCDCP），远近段骨折位置最少由三颗螺丝稳固，以得到既定的稳固程度。针对短斜行骨折，尽可能运用 1 颗穿越骨折线的拉力螺丝，但是粉碎性骨折的最佳用法是同时内置到自体松质骨中。AO 推介的手术入路是后端切口，把钢材植入肱骨干的后端，并且在骨折愈合后不再拆卸。我国大部分医生倾向于使用上肢前外端入路，把钢板置于肱骨干的前外侧，在骨折愈合后拆卸固定物也相对较为容易。

（3）带锁髓内针固定　运用带锁髓内针的优势为软组织剥落不多、手术后能够适度承重、对肩关节功能影响较小，用于粉碎性骨折优势更为明显。运用时使用顺行或逆行穿针模式。与股骨与胫骨相异时，其近段锁钉通常不穿越对端皮肤（避免损害腋窝神经），但是远段锁钉最适于使用前后端方式处理（避免损害桡神经）。

（4）Ender 针固定　使用相异方位入针与三点固定理论，能够有效地管控骨折段的旋动、成角。操控较为简易，既能够顺行

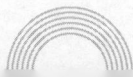

也能够逆行深入植入。术前必须预备大小、型号较为齐备的 Ender 针，包含不同长度与内径。不应强制刺入，否则会导致骨质裂缝或髓内针穿刺腔壁。

（5）外固定架固定　从严格准则上来说，外固定架固定是一类在内固定与外标准固定间的固定模式，优势是伤口小、固定相对牢靠、愈合时间较短、不用再次手术就可以拆卸内固定物，对相邻的关节影响微小。缺陷是针道会出现感染，使用在中上 1/3 骨折位置时会影响肩膀运动。肱骨干骨折大部分使用单边固定模式，有多类较为先进的外固定架可以选用，诊治有效的核心是操作熟稔与科学运用。

第四节
肱骨近端骨折

肱骨近端骨折包含肱骨外科颈与上段的骨折，包含肱骨头、大小结节、肱骨干上部等解剖构造。

Neer 给出了四部分类模式，是当前通用的分类模式。先把肱骨近端分成四大板块：第一板块是肱骨头关节面；第二板块包含肱骨大结节与其黏附的冈上肌等；第三板块包含小结节与其黏附的肩胛下肌；第四板块包含结节下端或肱骨外科颈的肱骨干。Neer 类别划分模式依照骨折移动位置的数目（移动大于 1cm 或骨折段角度大于 $45°$），而非依照骨折线的数目分类。

Ⅰ类：不权衡骨折线数目与受累情况，骨折移动小于 1cm 或骨折段角度小于 $45°$，该骨折没有软组织裂开或骨折位置血液循环的不畅通。

Ⅱ类：一个部位骨折大于 1cm 或扭转 $45°$ 移动，其他三大板块没有骨折，或尽管有骨折但没有明显移动，此类包含有移动的肱骨解剖颈骨折、肱骨外科颈骨折或大结节骨折、小结节骨折。

Ⅲ类：肱骨上部粉碎性骨折，其他两大板块出现显著移动，其他板块没有骨折或没有显著移动。包含肱骨头、肱骨外科颈部的肱骨干与一大结节的移动。

Ⅳ类：肱骨近段四大板块都出现移动，肱骨头丧失血液供应功能。

一、肱骨外科颈骨折

肱骨外科颈处于肱骨解剖颈下端 2～3cm，类似于大小结节下端与肱骨干的边界处，又是骨松质与骨密质的边界位置，极易形成骨折。靠拢肱骨外科颈内端有腋神经向后深入三角肌中，臂丛神经、腋静脉与动脉经过腋下，严重移位骨折会并发神经、血管受损。

（一）病因

大部分由于手臂或手肘先触地传递暴力导致。假如上肢在外伸方位就是外伸类骨折，假如上肢在内伸位置就是内伸类骨折。以老年病人为多发人群，也会出现在幼儿或成年人中。临床分型如下。

1. 外伸类骨折

被外部传递暴击导致。断端外端穿插而内端隔离，多向前端、内端突起成角。会向远端、内端移动，伴有肱骨大结节撕裂性骨折。

2. 内伸类骨折

被传递的暴击导致，断端外端脱离或内端嵌插，向外端撑出成角。

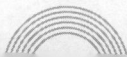

3. 肱骨外科颈骨折并发肩关节脱位

被外伸、外转动作传递暴击导致。假如暴击持续施加在肱骨头，会导致肱骨下端脱位。如肱骨头被喙突、肩盂或关节囊的阻碍无法处理，关节面往下、骨折面朝上，处于远段的内端。临床并不多见，假如处置不到位，极易导致患肢出现严重病变。

肱骨外科颈骨折，周围肌肉较为有力，肩关节的关节囊与韧带较为松软，骨折后会导致软组织黏附，或局部不平整。中年或老年病人，极易形成肱二头肌长头肌腱炎、冈上肌肌腱炎或肩关节炎。

（二）诊断

（1）外伤情况。

（2）多发于老龄病人，也可出现在成年人与幼儿人群。

（3）局部肿大、痛感加剧、肩活动受阻。

（4）X线片有助于诊治、分类与预后，可供参考。

（三）鉴别诊断

肱骨外科颈骨折与肩关节前脱位位置相邻，并且肱骨外科颈骨折以后，初期会由于外伤导致关节内储满积液，让肱骨头与肩胛盂间的间距增加，X线片上会显现半脱位影像，所以两者需要甄别。其甄别要素如下。

（1）肱骨外科颈骨折肩峰能够波及大结节，出现圆润感，挥动上肢没有弹力、没有稳固感受；出现骨擦情况；肩膀肿大显著，可见大量瘀痕；肩峰到肱骨外上髁的长度小于健康端；没有方肩畸变；杜加征（＋）。

（2）关节前脱位则肩峰下端波及大结节，出现虚无感；运动上肢有弹力稳固感；没有骨擦情况；肩膀肿大略轻，通常没有瘀

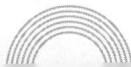

痕；出现方肩畸变；杜加征（＋）。

（四）治疗

大部分病人能够使用技法矫正、夹板固定诊治。对少部分骨折全部移动、骨折后 3～4 周没有进行校正的，即无法手动矫正，今后也会导致肩关节受损，那么应进行切割矫正与内固定。

1. 技法矫正

病人躺卧或坐立，通常使用布条环绕腋下并往上拧拉，屈肘90°，前肢中立处理，另一位人员捏住病人手肘，顺肱骨纵轴方位牵引，矫正并预防移动，之后依照不同种类进行处理。

（1）外伸类骨折　施术医师双手紧握骨折位置，两侧大拇指按压骨折近段的外端，其余手指按压骨折段的内端往外矫正，协助人员在牵拉力下内伸其上肢完成矫正。

（2）内伸类骨折　施术医师两侧大拇指按压骨折位置推动，其余手指让远段外伸，协助人员在牵拉力下把上肢外伸就能够矫正。假如角度畸变太明显，还能够陆续把上肢举过头部，此时施术者处于病人前外端，使用两侧大拇指按压远端，其余手指挤压成角位置，假如出现骨擦情况，断端互为抵压，就代表成角畸变得以缓解。针对并发肩关节脱位病人，有的需要先行矫正骨折，之后使用技法推拿肱骨头；也可先进行牵拉，让肩盂缝隙扩大，归入肱骨头，之后矫正骨折。

2. 夹板稳固

长夹板分三个板块，下端顶入手肘，上端超越肩膀，夹板上部能够打磨孔洞并绑缚，方便进行超关节稳固。短夹板一块，从腋下顶入肱骨中上髁，夹板的一头使用棉布绑缚，成为蘑菇状的大块夹板。在协助人员保证牵拉力下，把 3～4 个棉垫置于骨折段的周围，短夹板置于内端。假如是内伸类骨折，大头垫要置于

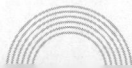

肱骨中上髁的上端；假如是外伸类骨折，蘑菇垫要深入腋下，并在角突位置置放平垫。三大长夹板依次置于上肢前端、后端与外端。使用三条吊带把夹板固定，之后使用长绑带环绕对端腋窝，使用棉花垫进行固定。

3. 其他疗法

针对移动显著的内伸类骨折，除夹板稳固外，还要配合肌肤牵拉 3 周，使用三角吊带悬挂，让它自然愈合。

粉碎性骨折技法矫正较为困难，即使矫正也很难让骨折部位稳固，要使用手术诊治。通过肩膀前外端窗口暴露骨折段，使用骨松质螺丝固定近骨折位置矫正肩袖。手术后 4～6 周进行肩关节锻炼。

二、肱骨大结节撕脱骨折

肱骨大结节撕脱骨折常伴肩关节脱位发生。随着肩关节复位的成功，肱骨大结节通常也会相应复位。单纯的肱骨大结节骨折临床较少见，可因跌伤时，上肢骤然外展、外旋，受冈上肌、冈下肌及小圆肌的牵拉而发生骨折。若出现骨折块移位较大，收缩到肱骨外上方，应及时进行处理。采用切开复位螺钉内固定；手术中患者上臂充分外旋，沿肩峰向下作一长约 3cm 的长垂直切口，钝性劈开三角肌，注意避免损伤腋神经，暴露骨折端，使用松质骨螺钉固定，术后维持上肢固定于外展、前屈、外旋位，4～6 周后拆除外固定。

三、肱骨小结节撕脱骨折

肱骨小结节撕脱骨折主要作为肱骨上端骨折一部分。单纯小结节撕脱骨折临床上较少见，可因肱骨强力外旋，小结节被附着其上方的肩胛下肌牵拉而发生，通常不需进行特殊处理。

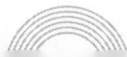

四、解剖颈骨折

此种骨折临床罕见，极易漏诊。通常需要进行腋位 X 线检查加以确诊。骨折发生移位以后，肱骨头关节面骨片因丧失血液供应，晚期易出现坏死。伤后早期应将患肢放于外展位固定 4～6 周。晚期出现肱骨头坏死的情况，可进行关节置换或者肩肱关节融合术。

第五节
肱骨远端骨折

一、病因

肱骨远端骨折的解剖特点包括其扁平而宽阔的形态，前有冠状窝，后有鹰嘴窝，两窝之间骨质薄弱，因此肱骨远端容易发生骨折。肱骨的关节端，内侧为滑车（内髁），外侧为肱骨小头（外髁），两者与肱骨长轴形成 $30°\sim50°$ 的前倾角。在冠状窝和鹰嘴窝两侧的突出部分，内侧为内上髁，为前臂屈肌附着部；外侧为外上髁，为前臂伸肌腱附着部。由于肱骨滑车低于肱骨小头 56mm，因此肘关节伸直时，前臂与上臂不在一条直线上，形成外翻角，即提携角，男性为 $5°\sim10°$，女性为 $10°\sim15°$。

肱骨远端骨折的分类如下。

1.按骨折移位程度分类

分为三型。①无移位型；②骨折远端后倾型，即远端有限移位后皮质的完整接触；③完全移位型，即骨折端完全移位，皮质

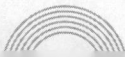

无接触。

2.按受伤机制分类

分为伸展型和屈曲型。伸展型骨折占 95%，跌倒时肘关节呈半屈状，手掌着地，间接暴力作用于肘关节，导致肱骨远端上部骨折。骨折近侧端向前下移位，远侧端向后上移位，骨折线由后上方至前下方，严重时可压迫或损伤正中神经和肱动脉。屈曲型骨折约占 5%，由于跌倒时肘关节屈曲，肘后着地所致。骨折远侧端向前移位，近侧端向后移位，骨折线从前上方斜向后下方。

二、诊断

1.症状

局部疼痛、肿胀、皮下瘀斑，肘部向后突出并处于伸直位时应考虑肱骨远端骨折的可能性。

2.体征

明显压痛，有畸形。

3.神经、血管损伤

应特别注意观察，可能引起神经损伤或血管搏动减弱、手的感觉及运动功能障碍。

三、治疗

1.伸展型骨折的治疗

（1）Ⅰ型骨折　骨折无移位或远端有 5°以内的后倾，可不必整复。使用长臂石膏后托固定患肢于屈肘 90°～120°、前臂旋转中立位 2～3 周。

（2）Ⅱ型骨折　骨折无移位，远端后倾 5°～20°，断端张开间隙＜1mm。此型骨折有移位趋势，远端后倾角度矫正后要求固定于稳定位置，即尺偏型骨折需固定于屈肘120°、前臂最大旋前位；桡偏型骨折固定于屈肘90°～100°、前臂旋后90°位。为控制前臂旋转，石膏固定远侧应过腕关节。

（3）Ⅲ型骨折　骨折移位0～2mm，远端后倾≥20°或内侧皮质压缩，或骨折间隙＞1mm。此型仅后侧皮质保持连续，手法复位要轻柔，以免失去稳定。内侧皮质压缩明显者，单靠前臂旋前固定难以避免肘内翻或携带角丧失，有条件者可经皮穿入钢针固定。

（4）原发性或继发性血管、神经损伤　手术治疗可使骨折充分复位，肘前筋膜间室高压得到缓解，避免了闭合复位可能引起的各种严重并发症。断裂肌肉得到修补，有利于早期关节功能锻炼。

2.屈曲型骨折的治疗策略

（1）Ⅰ型骨折　骨折无明显移位或仅有微小移位，肱骨小头前倾角保持在可接受范围内。建议采用长臂前后托进行适当伸肘位固定，7～10天后更换石膏，并可适度增加屈肘角度。

（2）Ⅱ型骨折　骨折远端向前倾，前侧皮质保持连续性，或为完全骨折但断面仍有部分接触。对于单纯骨折远端前倾者，伸肘位缓慢牵引通常可矫正。若伸肘复位不完全，可在屈肘位下，通过手扶患者前臂向后推，直至小头前倾角恢复正常，随后再伸肘稳定骨折。复位后可采用长臂前后托固定或维持伸肘位。7～10天后更换石膏，适度增加屈肘角度，3周后去除固定并积极进行屈肘活动。对于部分侧向移位骨折稳定性较差者，若复位成功，可考虑经皮穿针固定，否则容易导致肘内翻或畸形愈合。

（3）Ⅲ型骨折　骨折断端完全移位，骨折远端向前移位，骨折近端移向后下，易挫伤尺神经。由于前臂屈肌牵拉，闭合复位困难且不稳定，复位成功后应考虑经皮穿针固定或切开复位。对于移位较大的屈曲型骨折，保守治疗效果不佳，容易导致肘内畸形或屈肘受限。

第六节
肱骨髁间骨折

一、病因

肱骨髁间骨折是肘关节的一种严重损伤，又称为肱骨髁上粉碎性骨折，好发于青壮年。

直接暴力与间接暴力都可引起肱骨髁间骨折，以间接暴力损伤多见。直接暴力如打击、重物砸伤、撞击伤、挤压伤、刀伤所致。间接暴力以跌伤多见。

直接暴力所致骨折以横断性、粉碎性为多，常合并较严重的软组织损伤，可为开放性骨折。

根据暴力形式和受伤机制不同，通常可将肱骨髁间骨折分为伸直内翻型及屈曲内翻型两大类。

1. 伸直内翻型

肘部在伸直位受伤，伴有明显的肘内翻应力作用，骨折块向尺侧及后方移位，依损伤程度将其分为 3 度。①Ⅰ度骨折：外力沿尺骨传导至肘部，尺骨鹰嘴半月板像楔子嵌入肱骨滑车，导致肱骨髁劈裂。内翻应力仅使骨折远端及前臂移向尺侧，骨折线偏向内侧并向内上方延续，内上髁及其上方骨质完整。②Ⅱ度骨折：亦由伸直内翻应力致伤，但内翻应力较Ⅰ度时更大，致使内

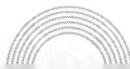

上髁上方存在一个三角形骨折片，但未完全分离，其骨膜仍与肱骨下端内侧骨膜相连。骨折片的存在不利于骨折复位后的稳定性。③Ⅲ度骨折：内翻应力较Ⅰ度及Ⅱ度时更大，内侧的三角形骨折片已完全分离，即使复位也难以维持其稳定。由于肘内侧结构的缺陷，极易导致骨折端向内倾斜，是导致肘内翻的一个因素。

2.屈曲内翻型

肘部在屈曲位受伤，同时伴有肘内翻应力，骨折块向尺侧及前方移位，依据损伤程度将其分为3度。①Ⅰ度骨折：有两种不同的表现。一种为肘在屈曲位时骨明显裂开，同时屈曲应力致使髁上部发生骨折。其特征为应力致使髁上部发生骨折，翻应力共同作用下，骨折线较高且横行，是典型的 T 形骨折表现。另一种为屈曲位骨折，力形状类似于伸直内翻型的Ⅰ度骨折，但骨的应力共同作用表现与伸直内翻型的Ⅱ度类似。②Ⅱ度骨折：肱骨头内翻角度在 $30°\sim50°$。骨折端有明显移位，肱骨头与肱骨干的对位关系部分丧失。可能伴有肱骨大结节或小结节骨折。肱骨头的血供可能受到一定影响。③Ⅲ度骨折：肱骨头内翻角度大于 $50°$。骨折端严重移位，肱骨头与肱骨干完全失去对位关系。常伴有肱骨大结节、小结节或肱骨外科颈粉碎性骨折。肱骨头的血供可能严重受损，易发生肱骨头坏死。

骨折类型有少数可能特殊。

二、诊断

（1）明确外伤史　如跌伤、压砸伤或重物打击、挤压伤、刀伤等暴力损伤史。

（2）临床症状与体征。

（3）影像学检查　X线片应包括肘关节正侧位照片，可确定骨折的类型、移位方向。

（4）其他检查　合并血管、神经损伤者宜行血管彩超、肌电图检查。

根据外伤史、临床表现、体格检查及影像学等辅助检查可确诊。

三、治疗

肱骨髁间骨折的治疗方法多样，要获得好的疗效，关键在于掌握各种方法的适应证及正确的操作技术。

1. 闭合复位外固定

闭合复位外固定是一种常用的治疗方法。适用于内外髁较为完整仅轻度分离且无明显旋转者。在良好的麻醉下，于上臂及前臂行牵引及反牵引，待肱骨下端与髁的重叠牵开后，再从肘的内侧及外侧同时向中间挤压两髁，此时内外髁的分离及轻度旋转即可矫正。X线透视后，若复位满意即可用长臂石膏前后托制动，2周后再更换1次石膏。肘部的屈曲程度不能单纯依靠是屈曲型还是伸直型而定，而应在透视时观察其在哪一位置最稳定，即在该位置复位固定。制动时间为4～5周，去除制动后再逐渐练习肘关节的屈伸活动。对于无移位的骨折，仅需维持骨折不再移位即可，可用石膏托或小夹板制动4周。

2. 尺骨鹰嘴牵引闭合复位

若伤后未能及时就诊或经闭合复位未成功、肘部肿胀严重、皮肤起水疱等情况下，不宜再次手法复位及应用外固定，可行床边尺骨鹰嘴牵引，待肱骨髁和骨折近端的重叠牵开后，再手法闭合复位。其后可用夹板或大的巾钳夹持住内外髁以维持复位。待3～4周后去除牵引再逐渐练习关节的屈伸活动。

第七节
肱骨外髁骨折

一、病因

　　肱骨外髁骨折通常由间接复合外力引起，常见于5～10岁儿童。当患者摔倒时手掌着地，前臂多处于旋前位，肘关节呈半屈曲状态。大部分暴力通过桡骨传导至桡骨头，撞击肱骨外髁导致骨折。同时，肘内外侧应力及前臂伸肌群的牵拉力作用下，可产生不同类型的肱骨外髁骨折。

　　根据骨折块移位程度，肱骨外髁骨折可分为四型：Ⅰ型为外髁骨骺骨折无移位；Ⅱ型为骨折块向外后侧移位，但不旋转；Ⅲ型为骨折块向外侧移位，同时向后下翻转，严重时可翻转90°～100°，但肱尺关节无变化；Ⅳ型为骨折块移位伴肘关节脱位。

二、诊断

　　成人患者的X线片可清晰显示骨折线，儿童患者则仅显示外髁骨化中心移位。必要时，可拍摄对侧肘关节X线片进行对照观察。

三、治疗

1.无移位的骨折

　　对于无移位的肱骨外髁骨折，可将肘关节屈曲90°，使用长臂石膏托固定3～4周。

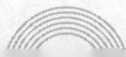

2. 侧方移位的骨折

对于侧方移位的骨折，应采取及时的治疗措施。复位方法包括：在麻醉下取肘伸直内翻位，使外侧间隙加大；前臂旋后，腕关节背伸位使伸肌群松弛；用拇指将骨折块向内侧推移，若骨折块向外后方移位，则用拇指将骨折块向前内侧推移，以实现复位。复位后应拍摄 X 线片以确认复位情况，并使用长臂石膏后托固定 4～6 周。固定时，根据骨折复位后的稳定性，选择伸肘或屈肘位及前臂旋后位。此型骨折多为不稳定骨折，闭合复位后应密切观察，若再次发生移位或整复失败应考虑切开复位。

3. 旋转移位型骨折脱位

当肱骨外髁骨折移位＞2mm 时，应选择手术治疗。常用的方法包括经皮或切开复位克氏针固定。

肱骨外髁骨折经闭合复位或切开复位后，若骨折对位良好，则骨愈合过程通常顺利。一般 2 周后肱骨远端出现较多的骨膜下新生骨，5 周后骨折线间出现内骨痂，2～3 个月后可完全愈合。肱骨远端的鹰嘴窝和冠突窝常出现团块状骨痂，可能导致暂时性的肘关节屈伸受限。随着时间推移，一般在骨愈合后 3～6 个月，团块状骨痂逐渐被吸收，肘关节功能可逐渐恢复正常。若复位不满意，骨折块向外移位或残留不同程度的旋转畸形，在骨愈合过程中可能发生迟缓愈合、畸形愈合或不愈合。

第八节
肱骨外上髁骨折

肱骨外上髁骨折主要发生在成年男性中。

一、病因

该骨折多由前臂过度旋前内收时跌倒，导致伸肌剧烈收缩而引发撕脱性骨折，骨折片可能发生旋转移位。

二、诊断

患者通常表现为肘部肿胀、疼痛，尤其是外上髁区域。结合X线片表现，该骨折易于诊断。

三、治疗

（1）手法复位后，采用石膏外固定。

（2）对于手法复位困难的病例，可采用撬拨复位。

（3）对于开放性复位，复位后使用克氏针内固定，并应用长石膏托于屈肘 90°位固定 3~4 周。

第九节
肱骨内髁骨折

肱骨内髁（骨骺）骨折是一种罕见的肘关节损伤，在任何年龄组均较为罕见，儿童相对多见。骨折块通常包括大部分滑车、内上髁与尺侧干骺端三角骨块。

一、病因

肱骨内髁（骨骺）骨折多由间接外力引起，跌倒时肘关节处于伸展位，手掌撑地，应力经尺骨传导至滑车，导致骨折。直接应力多发生在屈肘位损伤时，尺骨鹰嘴着地，直接撞击发生骨折。骨折块受屈肌总腱及侧副韧带牵拉，导致向尺侧、尺侧上方移位或旋转移位。骨折线从肱骨小头滑车切迹起始，滑车外柱对维持肘关节稳定性至关重要，若发生骨折，将严重影响关节稳定性。

肱骨内髁骨折分为三型：①Ⅰ型，骨折向内上方移位，无明显旋转；②Ⅱ型，骨折向内上方移位，伴有明显旋转；③Ⅲ型，骨折向尺侧移位，肘关节半屈曲位明显活动受限，肘关节肿胀、疼痛，尤以内侧明显。局部外伤时，可触及内髁异常活动。Ⅲ型损伤时，尺骨和桡骨近端向尺侧移位，此时应与肱骨外髁骨折相鉴别。在已出现滑车二次骨化中心的大龄儿童，诊断一般并不困难，但对于滑车二次骨化中心尚未出现的较小儿童，诊断并不容易，有可能把干骺端内侧的小骨折片误诊为肱骨内上部（骨骺）骨折。当有肱骨内髁（骨骺）骨折，尺骨向后上方移位时，要注意与肱骨远端全骺分离相鉴别。肱骨内髁（骨骺）骨折还有可能并发桡骨颈、鹰嘴骨折，一般认为均由外翻应力所致。肱骨内髁（骨骺）骨折也有可能出现尺神经损伤症状，但较少见。

二、诊断

1. 症状

① 疼痛：受伤处剧痛，移动肢体或按压时加重，因骨折破坏周围组织，刺激神经末梢。

② 肿胀：伤后很快出现，骨折会导致出血及软组织损伤，引发局部充血、水肿。

③ 功能障碍：膝关节活动受限，无法正常屈伸、行走，因疼痛及骨折影响关节稳定性。

2. 体征

① 畸形：骨折移位时，可见膝关节内翻或局部突起、凹陷

等畸形。

② 异常活动：非关节部位出现类似关节的活动，因为正常骨骼连续性中断。

③ 骨擦音或骨擦感：骨折断端相互摩擦产生，是骨折特有体征，但检查时勿故意制造，以免加重损伤。

④ 压痛：骨折处压痛明显，轻压即可引发疼痛。

⑤ 瘀斑：伤后数小时至十几小时出现，由皮下出血形成。

三、治疗

一般手法复位可成功，复位后前臂旋前、屈肘 90°石膏外固定 3～5 周。开放复位适用于旋转移位的Ⅲ型骨折、手法复位失败的有移位骨折、肘部肿胀明显致手法复位困难的Ⅱ型骨折以及有明显尺神经损伤者。

1. Ⅰ型损伤

只需长臂石膏托制动，固定于肘关节屈曲、前臂旋前、轻度屈腕位，放松屈肌总腱，减少牵拉移位。伤后 1 周应拍摄 X 线片复查，如无移位，持续制动 4 周；如有移位，应及时处理。局部穿刺抽出积血、积液，可以缓解症状，但有继发感染的可能，除非肿胀特别明显，一般不宜采纳。

2. Ⅱ型损伤

在识别肘内侧骨折块后，于屈肘、旋前、外翻应力下，将骨折块向外侧推挤，有可能实现复位，但通常难以保持复位状态。复位后 1 周进行复查，若移位小于 3～4mm，虽可接受但存在继续移位的风险；若移位大于 5mm，则需进行切开复位。

3. Ⅲ型损伤

应采取切开复位内固定措施，以恢复肘关节的骨性解剖稳定性。对于儿童患者，推荐使用两根克氏针，一根垂直于骨折线，另一根贯穿进行固定；对于成人患者，可选择两枚细的松质骨螺丝钉进行固定，或使用一枚松质骨拉力螺丝钉进行贯穿固定。采用克氏针内固定者，术后仍需应用长臂石膏托外固定 3～4 周，去除石膏托后开始关节活动练习，6～8 周骨折愈合后拔除克氏针。采用螺丝钉内固定者，术后 1 周开始练习关节活动。

第十节
肱骨内上髁骨折

一、病因

　　肱骨内上髁骨折是肘部常见的损伤类型，多见于 7～15 岁。损伤机制涉及屈肌群的强烈收缩，导致内侧关节间隙被拉开或发生肘关节脱位。根据损伤程度，可分为以下几型：Ⅰ型，骨折块轻微移位；Ⅱ型，骨折块明显移位，肘关节脱位，此型为肱骨内上髁骨折中最严重的损伤。

二、诊断

1.病史
明确外伤史，如跌倒时手部撑地或肘关节受到外翻应力。

2.临床表现
① 疼痛：肘关节内侧明显疼痛，活动时加重。

② 肿胀：肘关节内侧肿胀，可能伴有皮下瘀斑。

③ 压痛：肱骨内上髁部位有明显压痛。

④ 活动受限：肘关节屈伸和前臂旋转活动受限。

⑤ 畸形：严重骨折时，肘关节内侧可能触及骨性突起或畸形。

⑥ 神经症状：可能伴有尺神经损伤，表现为小指和环指麻木、无力。

3. 体格检查

检查肘关节内侧肿胀、压痛及活动受限情况。评估尺神经功能（如小指和环指感觉及肌力）。

4. 影像学检查

① X线片：正位、侧位和斜位片可显示骨折移位情况。

② CT扫描：用于复杂骨折或评估关节内骨折。

③ MRI：评估软组织损伤（如韧带、肌腱）及尺神经受压情况。

根据患者体征，结合外伤史和 X 线片所见，诊断通常较为容易。对于局部肿胀不明显的患者，往往可以触及撕脱且可移动的内上髁（骨骺）。5 岁以下儿童，内上髁二次骨化中心未出现前的肱骨内上髁（骨骺）分离，单纯依靠 X 线片易出现漏诊、误诊，对于有疑问的患者，应拍摄健侧 X 线片对比，最好是斜位片。

根据骨折移位程度和是否累及关节面，肱骨内上髁骨折可分为以下几型。

Ⅰ型：无移位或轻微移位（移位<2mm）。

Ⅱ型：明显移位（移位>2mm），但未累及关节面。

Ⅲ型：骨折块嵌入关节内，可能影响肘关节活动。

三、治疗

治疗原则是根据骨折类型、移位程度及患者年龄选择保守治疗或手术治疗。

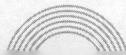

（一）保守治疗

1.适应证

① 无移位或轻微移位（Ⅰ型）的骨折。

② 儿童和青少年的稳定骨折。

2.方法

① 肘关节屈曲90°，前臂旋前位石膏固定4～6周。

② 定期复查X线片，观察骨折愈合情况。

③ 拆除石膏后逐步进行功能锻炼。

（二）手术治疗

1.适应证

① 明显移位（Ⅱ型）或骨折块嵌入关节内（Ⅲ型）。

② 伴有尺神经损伤或肘关节不稳。

③ 保守治疗失败或骨折不愈合。

2.手术方法

（1）切开复位内固定术　常用克氏针、螺钉或张力带固定骨折块。

（2）尺神经探查　如有尺神经损伤，需同时进行神经松解或移位。

3.术后处理

① 石膏固定2～4周，逐步进行功能锻炼。

② 定期复查X线片，评估骨折愈合情况。

（三）并发症

（1）骨折不愈合　多见于保守治疗或固定不牢固。

（2）肘关节僵硬　长期制动或康复训练不足可能导致关节活

动受限。

（3）尺神经损伤　骨折移位或手术操作可能损伤尺神经。

（4）肘关节不稳　骨折累及关节面或韧带损伤可能导致肘关节不稳。

（四）康复

（1）早期康复　术后或固定期间进行手指、腕关节的主动活动，防止肌肉萎缩。

（2）中期康复　拆除石膏后逐步进行肘关节屈伸和前臂旋转活动。

（3）后期康复　强化肌力训练，恢复肘关节功能。

（五）预后

（1）大多数肱骨内上髁骨折预后良好，尤其是儿童和青少年。

（2）及时治疗和规范康复可最大限度恢复肘关节功能。

（3）复杂骨折或伴有神经损伤者，预后相对较差，可能遗留一定程度的功能障碍。

第十一节
肱骨小头骨折

一、病因

外力通过肱骨传导至肘部，肱骨小头受到锐角撞击导致骨折。

可分为以下四型：①Ⅰ型为完全性骨折，骨折块包括肱骨小头及部分滑车；②Ⅱ型为单纯肱骨小头完全骨折，有时因骨折片小而在 X 线片上难以发现；③Ⅲ型为粉碎性骨折，或肱骨小头与滑车均骨折且二者分离；④Ⅳ型为肱骨小头关节软骨挫伤。

二、诊断

局部症状不明显，可有肘关节积血肿胀，活动受限，常于拍摄 X 线片时发现。漏诊患者，或因骨折块嵌在桡骨窝处使屈肘受限，或骨折块移位至肘后，伸肘时牵拉关节囊引起疼痛而发现。有些患者可存在骨擦音，伸肘时，在桡骨头前上方可触及骨折块。临床上还应注意检查是否合并肘内侧副韧带损伤。

在骨折块中，大块的关节面软骨的存在使得根据 X 线片难以精确评估骨折块的实际大小。正位片中，骨折块与残留的肱骨外髁重叠，导致骨折难以显现，但可以辨识出滑车二次骨化中心的轮廓，这有助于判断是否涉及滑车。侧位片能够显示骨折块，而斜位片由于重叠现象，可能会影响诊断的准确性。Ⅰ型损伤中，骨折块包含较多骨质，因此显示较为清晰；而Ⅱ型损伤中，骨折块骨质较少，显示模糊，特别是在年轻患者中，新骨较薄，有时仅在侧位片上可见到极薄的骨阴影，需警惕避免漏诊或误诊。对于骨折块位于上方者，其关节面通常朝向前方，侧位片上需注意肱骨小头的轮廓，以及其缺损是否与骨折线一致。对于位于后方的骨折块，应与外上臂骨折相鉴别。肱骨小头骨折可能合并桡骨头骨折及内侧副韧带损伤，因此需特别关注。单纯滑车关节面骨折极为罕见，偶尔可见肱骨小头与滑车骨折并存，尤其是水平分离型、上下分离型容易混淆，应予以重视。

三、治疗

股骨小头即股骨外侧髁的前外侧圆形突起，其骨折治疗依损伤程度、患者状况而异，分非手术与手术两种。

（一）非手术治疗

1. 适用情况

无移位或轻微移位骨折，关节面平整，对膝关节功能影响小。

2. 治疗方法

石膏托或支具固定膝关节于伸直位 4～6 周，其间定期复查 X 线，观察骨折愈合情况。拆除固定后康复训练，包括膝关节屈伸、肌肉力量练习，恢复关节功能与肢体力量。

（二）手术治疗

1. 适用情况

骨折移位明显、关节面不平整，或伴其他组织损伤。

2. 治疗方法

（1）切开复位内固定　通过手术暴露骨折部位，直视下复位，用螺钉、钢板等固定，恢复关节面平整，促进愈合，多用于简单骨折块。

（2）关节镜辅助下复位固定　借助关节镜观察，创伤小，能清晰看到关节内结构，精准复位固定，适用于部分移位不严重且关节内结构损伤小的骨折。

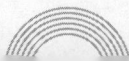

四、术后康复

1. 早期

麻醉消退后，开始肌肉等长收缩训练，如股四头肌收缩，防止肌肉萎缩，促进血液循环。

2. 中期

根据骨折愈合情况，增加膝关节屈伸活动度训练，可借助CPM 机辅助，逐渐增加角度。

3. 后期

加强下肢负重和平衡训练，从部分负重过渡到完全负重，恢复正常行走与运动功能。

第十二节
尺骨骨折

一、尺骨近端骨折

（一）病因

尺骨近端骨折的损伤原因及机制包括直接暴力与间接暴力。直接暴力引起的骨折常见于跌倒时肘部直接着地，或肘后部受到直接打击、碰撞，也可能是由利器砍削所致。

间接暴力引起的骨折常见于跌倒时手掌撑地致伤，肱三头肌强烈收缩导致鹰嘴骨折，骨折多为横行或斜行。骨折移位与肌肉收缩相关。由于肱二头肌和肱三头肌分别止于尺骨的冠突和鹰

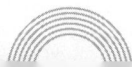

嘴，它们分别作为屈伸肘关节的动力，因此鹰嘴的关节面为压力侧，鹰嘴背侧为张力侧。骨折时，以肱骨滑车为支点，骨折背侧张开或分离。

依据骨折形态及移位程度，骨折可划分为以下五种类型。

① A 型：表现为斜行骨折或横行骨折。

② B 型：为粉碎性骨折。

③ C 型：表现为斜行骨折并伴有肘关节前脱位。

④ D 型：为斜行骨折，轻度移位。

⑤ E 型：为粉碎性骨折并伴有肘关节前脱位。

此外，根据关节内撕脱骨折和关节外撕脱骨折的特征，可分为以下四型。

① Ⅰ型：关节内撕脱骨折。

② Ⅱ型：板状骨折。

③ Ⅲ型：关节外撕脱骨折。

④ Ⅳ型：肱骨远端骨折。

（二）诊断

肘关节肿胀、疼痛和活动受限是骨折的典型临床表现。X 线检查是确诊骨折的重要手段。

（三）治疗

1. 保守治疗

对于无移位的骨折，可采用手法复位，复位后在屈肘功能位固定 2～3 周，再改为伸直位固定 3 周。对于轻度移位者，复位后在伸直位固定 2～3 周，再改为屈肘位固定 3 周。

2. 切开复位

对于移位性骨折，若非手术治疗效果不佳，可考虑切开复

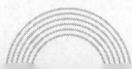

位。手术指征包括开放性骨折、合并肌腱或神经损伤、手法复位后关节面不平滑、复位后骨折裂隙大于 3mm、陈旧性骨折导致功能障碍等。对于关节外的撕脱骨折，可缝合回原位；对于经关节的有移位骨折，可采用螺钉、钩状钢板、克氏针钢丝张力带固定，以确保固定稳固并早期开始功能锻炼。对于粉碎严重的移位性骨折，可考虑行骨块切除，将肱三头肌肌腱止点重新固定在鹰嘴残端上，此法特别适用于高龄患者，有助于保留部分关节功能。

二、尺骨冠突骨折

尺骨冠突的主要功能是稳定肘关节，防止尺骨后脱位，限制肘关节过度屈曲。此类骨折可单独发生，或并发肘关节后脱位，骨折后易发生移位。

（一）病因

根据骨折块与关节面的比例，可分为以下两种类型。
① Ⅰ型：骨折块小于关节面的 50%。
② Ⅱ型：骨折块大于关节面的 50%。

（二）诊断

肘关节活动受限，X 线检查有助于确定诊断。

（三）治疗

1. 保守治疗
对于无移位或轻度移位的尺骨冠突骨折，可采用保守治疗，包括手法复位和固定。

2. 切开复位
参见尺骨近端骨折。

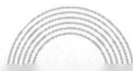

第十三节
桡骨近端骨折

一、桡骨头骨折

（一）病因

在跌倒过程中，若肩关节处于外展状态，肘关节伸直并伴有外翻，可能导致桡骨小头与肱骨小头发生撞击，从而引发桡骨头颈部骨折。该类骨折常伴有肱骨小头骨折或肘内侧结构的损伤。由于桡骨头与桡骨干轴线存在偏斜，特别是在桡侧，因此在受到外力作用时，桡骨头外侧 1/3 部分容易发生骨折。

（二）诊断

患者通常表现为肘关节外侧的疼痛、肿胀，并伴有明显的压痛。肘关节的屈伸及旋转功能受限。通过影像学检查，如 X 线片，可以明确骨折的类型和移位程度。必要时，可进行 CT 扫描以进一步评估损伤情况。

根据 Mason 和 Johnston 的分类法，桡骨头骨折可分为三型：Ⅰ型骨折通常为非移位型；Ⅱ型骨折涉及移位；Ⅲ型骨折则为粉碎性骨折。

（三）治疗

1.非手术治疗

对于无移位或轻微移位的骨折，可采用手法复位后，以石膏

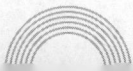

外固定 3～4 周。对于开放性骨折，需进行手术治疗。

2.手术治疗

（1）开放复位 适用于关节面损伤较轻、预计复位后能保持良好功能的患者。

（2）桡骨小头切除 适用于Ⅱ型骨折超过关节面 1/3、对合不良，或Ⅲ型骨折分离移位、合并肱骨小头关节面损伤及陈旧性骨折影响功能者。切除范围一般为桡骨头颈 1～1.5cm。儿童患者不宜行桡骨小头切除。

（3）人工桡骨头颈置换术 适用于合并有肘内侧损伤或尺骨上端骨折者，因为人工桡骨头颈置换可保证肘关节的稳定性，有利于关节功能恢复。

二、桡骨小头骨骺分离

（一）病因

桡骨小头骨骺分离的损伤机制与桡骨头骨折类似，多属于 Salter Harris Ⅰ型和Ⅱ型损伤。

（二）诊断

肘部受伤后出现肘外侧肿胀、疼痛、压痛及功能障碍者，应拍摄 X 线片以明确诊断。

根据损伤程度，可分为以下几型。

① Ⅰ型："歪戴帽"型。

② Ⅱ型：压缩型。

③ Ⅲ型：碎裂型。

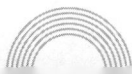

（三）治疗

1.手法复位

多数患者手法复位效果良好，通过伸肘旋前、内翻肘关节，按压桡骨小头可复位，复位后屈肘 90°，石膏外固定 3 周。

2.撬拨复位

适用于手法复位无效的"歪戴帽"型骨折、压缩性骨折且分离者。

3.开放复位

适用于上述方法复位不满意者。复位后可用细克氏针固定，以免术后移位。对于骨骺融合前的桡骨小头骨骺分离，不宜切除桡骨小头，否则可明显影响前臂发育。

三、桡骨颈骨折

并不常见，常伴随尺骨鹰嘴骨折或单独发生，两者的致伤机制及诊治要点均较为相似。

（一）病因

当跌倒时，手部撑地，暴力沿尺骨向上传导，与肱骨髁部发生撞击，可能导致尺骨鹰嘴骨折、肱骨外髁骨折及脱位等损伤。

（二）临床表现及诊断

桡骨小头处有明显疼痛感、压痛及前臂旋转痛。肿胀程度较一般骨折轻，且多局限于桡骨头处。除肘关节屈伸功能受限外，主要表现为前臂旋转活动存在明显障碍。可合并桡神经深支损伤。除外伤史及临床症状外，主要依据 X 线片进行确诊。

依据 X 线片进行分型，一般分为以下四型。

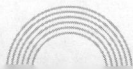

1. 无移位型

指桡骨颈部的裂缝骨折及青枝骨折，此型多见于儿童，稳定性好，一般无需复位。

2. 嵌顿型

多因桡骨颈骨折时远侧断端嵌入桡骨头，此型亦较为稳定。

3. "歪戴帽"型

即桡骨颈骨折后，桡骨头部骨折块斜向一侧。

4. 粉碎型

指桡骨颈和（或）头部骨折呈三块以上碎裂者。

（三）治疗

（1）对于无移位及嵌顿型骨折，仅需将肘关节用上肢石膏托或石膏功能位固定 3～4 周。

（2）对于有移位者，需进行手法复位，必要时同时行螺钉内固定。复位后需进行数次旋转运动以确认复位效果。对于骨骺损伤者，切勿将骨骺块切除。对于不稳定及粉碎性骨折，需特别注意保护骨骺，避免造成进一步损伤。

第十四节
桡骨远端骨折

桡骨远端骨折是指距桡骨远端关节面 3cm 以内的骨折。这个部位是松质骨与密质骨的交界处，为解剖薄弱处，一旦遭受外力容易骨折。

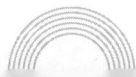

一、病因

多为间接暴力引起。跌倒时如手部着地，暴力向上传导，发生桡骨远端骨折。

（1）伸直型骨折（Colles 骨折）　多为腕关节处于背伸位、手掌着地、前臂旋前时受伤。

（2）屈曲型骨折（Smith 骨折）　常由跌倒时腕关节屈曲、手背着地受伤引起，也可由腕背部受到直接暴力发生。本型较伸直型骨折少见。

（3）桡骨远端关节面骨折伴腕关节脱位（Barton 骨折）　在腕背伸、前臂旋前位跌倒，手掌着地，暴力通过腕骨传导，撞击桡骨关节背侧发生骨折，腕关节也随之向背侧移位（背侧 Barton 骨折）。

二、诊断

1.伸直型骨折

伤后局部疼痛、肿胀，可出现典型畸形姿势，即侧面观呈餐叉样畸形，正面观呈枪刺刀畸形。局部压痛明显，腕关节活动障碍。X 线片可见骨折远端向桡侧、背侧移位，近端向掌侧移位，因此表现出典型的畸形体征。

2.屈曲型骨折

受伤后，腕部下垂，局部肿胀，腕背侧皮下瘀斑，腕部活动受限。检查局部有明显压痛。X 线片可发现典型移位，近折端向背侧移位，远折端向掌侧、尺侧移位。

3.桡骨远端关节面骨折伴腕关节脱位

临床上表现为与 Colles 骨折相似的餐叉样畸形及相应的体征。X 线片可发现典型的移位。当跌倒时，腕关节屈曲、手背着

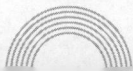

地受伤，可发生与上述相反的桡骨远端掌侧关节面骨折及腕骨向掌侧移位（掌侧 Barton 骨折）。

三、治疗

（一）伸直型骨折

1. 手法复位外固定

肩外展 90°，助手一手握住患侧拇指，另一手握住患侧其余手指，沿前臂纵轴向远端牵引，另一助手握住患侧肘上方作反牵引。经充分牵引后，术者双手握住患侧腕部，术者拇指压住骨折远端向远侧推挤，其余手指指顶住骨折近端，加大屈腕角度，纠正成角，然后向尺侧挤压，缓慢放松牵引，在屈腕、尺偏位检查骨折对位、对线情况及稳定情况。使用石膏将复位满意的前臂固定，2 周水肿消退后，可在腕关节中立位更换石膏托或前臂用管形石膏固定。

2. 切开复位内固定

（1）手术指征

① 严重粉碎性骨折移位明显，桡骨下端关节面破坏。

② 手法复位失败，或复位成功但外固定不能维持复位。

（2）手术方法　经腕掌桡侧切口显露骨折端，在直视下复位并内固定。

3. 康复治疗

无论手法复位或切开复位，术后均应早期进行手指屈伸活动。去除外固定后逐渐开始腕关节活动。

（二）屈曲型骨折

可采用手法复位，夹板或石膏固定。复位手法与伸直型骨折

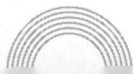

相反，基本原则相同。复位后若极不稳定、外固定不能维持复位者，行切开复位并内固定。

（三）桡骨远端关节面骨折伴腕关节脱位

无论是掌侧或背侧桡骨远端关节面骨折，均首先采用手法复位、夹板或石膏外固定的方法治疗。复位后极不稳定者可切开复位并内固定。

第十五节
前臂双骨折

尺骨、桡骨近端相互构成上尺桡关节，桡骨、尺骨下端相互构成下尺桡关节，尺骨、桡骨之间由坚韧的骨间膜相连。前臂处于中立位时，骨间膜最紧张，处于旋转位时较松弛。骨间膜的纤维方向由尺侧下方斜向桡侧上方，当单一尺骨或桡骨骨折时，暴力可由骨间膜传导到另一骨干，引起不同平面的双骨折，或发生一侧骨干骨折、另一侧骨干上端或下端脱位。

一、病因

1. 直接暴力

多由于重物打击、机器或车轮的直接压榨或刀砍伤，导致同一平面的横行骨折或粉碎性骨折。

2. 间接暴力

跌倒时手掌着地，暴力通过腕关节向上传导，由于桡骨负重多于尺骨，暴力作用首先使桡骨骨折，若残余暴力比较强，则通

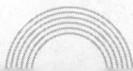

过骨间膜向内下方传导引起低位尺骨斜行骨折。

3.扭转暴力

跌倒时手掌着地，同时前臂发生旋转，导致不同平面的尺骨、桡骨螺旋形骨折或斜行骨折，多为高位尺骨骨折和低位桡骨骨折。

二、诊断

受伤后，前臂出现疼痛、肿胀、畸形及功能障碍。检查可发现骨摩擦音及假关节活动。骨传导音减弱或消失。X 线片检查应包括肘关节或腕关节，可发现骨折的准确部位、骨折类型及移位方向，以及是否合并桡骨头脱位或尺骨小头脱位。

尺骨上 1/3 骨干骨折合并桡骨小头脱位，称为孟氏骨折。

桡骨干下 1/3 骨折合并尺骨小头脱位，称为盖氏骨折。

三、治疗

1.手法复位外固定

治疗的目标除了良好的对位、对线外，应特别注意防止畸形和旋转。

（1）在肩外展 90°、屈肘 90°位，沿前臂纵轴向远端牵引，肘部向上作反牵引。远端的牵引位置依骨折部位而定。

① 若桡骨骨折线在旋前圆肌止点以上，应在略屈肘、旋后位牵引。

② 若桡骨骨折线在旋前圆肌止点以下，应在略旋后位牵引。

③ 若骨折线在桡骨下 1/3，应在略旋后位牵引。

（2）经过充分持续牵引，取消旋转、短缩及成角移位后，术者用双手拇指与其余手指在尺骨、桡骨间用力挤压，使骨间膜分开，张紧的骨间膜牵动骨折端复位。必要时再以折顶、反折手法

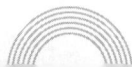

使其复位。

（3）操作注意事项

① 在双骨折中，若其中一骨干骨折线为横行稳定骨折，另一骨干为不稳定的斜行或螺旋形骨折，应先复位稳定骨折，通过骨间膜的联系再复位不稳定骨折。

② 若尺骨、桡骨骨折均为不稳定型，发生在上 1/3 的骨折先复位尺骨；发生在下 1/3 的骨折先复位桡骨；发生在中段的骨折一般先复位尺骨。

③ 在 X 线片上发现斜行骨折的斜面呈背向靠拢，应认为是远折端有旋转，应先按导致旋转移位的反方向使其纠正，再进行骨折端的复位。

手法复位成功后，用上肢前、后石膏夹板固定。待肿胀消退后改为上肢管形石膏固定，一般 8～12 周可达到骨性愈合。

2.切开复位内固定

（1）手术指征

① 手法复位失败。

② 受伤时间较短、伤口污染不重的开放性骨折。

③ 合并神经、血管、肌腱损伤。

④ 同侧肢体有多发性损伤。

⑤ 陈旧骨折畸形愈合。

（2）手术方法　根据骨折的部位选择切口，一般在尺骨、桡骨上分别作切口，沿肌间隙显露骨折端，在直视下准确对位，用加压钢板、髓内钉内固定。由于桡骨存在弓形，髓内钉固定应慎用。

3.康复治疗

（1）术后应抬高患肢，严密观察肢体肿胀程度、感觉功能、运动功能及血液循环情况，警惕骨筋膜隔室综合征的发生。

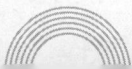

（2）术后 2 周即开始练习手指屈伸活动和腕关节活动。4 周以后开始肘关节、肩关节活动。8～10 周后拍片证实骨折已愈合，才可进行前臂旋转活动。

4.孟氏骨折的治疗

手法复位时，先复位桡骨，恢复前臂长度，随着桡骨头的复位，可撑开重叠的尺骨，使尺骨复位较易成功。在手法复位失败、陈旧骨折畸形愈合或不愈合、有神经和（或）血管损伤时，可作切开复位内固定。

5.盖氏骨折的治疗

首先采用手法复位、石膏固定。若复位不成功，可行切开复位、钢板内固定。

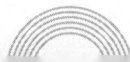

第三章

下肢骨折

第一节
股骨颈骨折

　　股骨颈骨折是指发生于股骨头下方至股骨基底部之间的骨折，是老年人群中较为常见的骨折类型，尤其以老年女性更多见。由于老年人骨质疏松，骨质脆弱，难以承受较大应力，因此即便是较小的旋转外力也可能导致骨折。老年患者的股骨颈骨折几乎全部由间接暴力引起，主要表现为外旋暴力，如平地跌倒、下肢突然扭转等。少数情况下，青壮年的股骨颈骨折可能由强大的直接暴力造成，例如车祸、高处坠落等，这些情况可能伴随其他骨折甚至内脏损伤。此外还有由于长跑或长途步行导致的股骨颈疲劳骨折，其特点是病程缓慢，症状较轻，骨折线与新生骨痂同时存在，多见于青壮年，易被误诊为腰部软组织损伤，应引起足够重视。

一、病因

　　青壮年的股骨颈骨折常由高能量损伤引起，如车祸、高处坠落、塌方、压砸等。此类骨折往往伴随其他骨折或内脏损伤。股骨颈骨折在老年人群中较为常见，平均发病年龄为 50 岁，女性略多于男性。随着人类寿命的延长，其发病率逐渐上升。股骨颈部细小，位于疏松骨质与致密骨质的交界处，承受重量较大。老年人群中骨质疏松普遍存在，即使受到轻微的直接外力或间接外力（如平地跌倒、髋关节突然内收、臀部着地），也可能引起骨折。

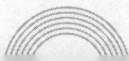

二、诊断

（一）诊断要点

1.畸形

患肢常表现为轻度屈髋屈膝及外旋畸形。

2.疼痛

患者在活动时疼痛较为明显，叩击患肢足跟部或大转子时可引发疼痛，腹股沟韧带中点下方常有压痛。

3.肿胀

局部肿胀可能不明显，不易观察。

4.功能障碍

部分患者在受伤后无法坐起或站立，对于这些患者需特别注意。

5.患肢短缩

在某些骨折中，骨折远端受肌肉牵拉向上移位，导致患肢短缩。

6.影像学检查

影像学检查对于完全性骨折的诊断具有决定性意义，能够明确骨折的类型和程度。对于完全性骨折、疲劳性骨折等，常规 X 线片可能难以发现，CT 扫描具有明显优势。

（二）分类

1.按骨折部位分类

（1）颈上型骨折　骨折线位于股骨头与股骨颈的交界处，整个股骨颈均位于骨折远端。此类骨折损伤严重，复位难度大，但

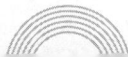

具有一定的稳定性。

（2）颈中型骨折　骨折线贯穿整个股骨颈。这种类型的骨折较为少见，尤其在老年患者中更为罕见。通过直视或 X 线检查可确诊。此型由于剪力较大，骨折稳定性差，常导致股骨头血供受损，易引发股骨头缺血性坏死。

（3）从解剖学角度分析，骨折线位于股骨颈基底部与大转子之间，此处血运丰富，骨折愈合条件较佳。

2.损伤机制分类

根据骨折线与股骨干纵轴形成的夹角（Pauwels 角）进行分类，外展型骨折发生在髋关节外展时，内收型骨折则在内收时发生。外展型骨折的 Pauwels 角较大，通常大于 70°，骨折端接触少且移位明显，局部剪力大，稳定性差，血运破坏严重，愈合率低，股骨头坏死率高。内收型骨折的 Pauwels 角较小，通常小于30°，剪力小，相对稳定，血运破坏较轻。临床上，内收型骨折较为常见，外展型骨折较为罕见。

3. Garden 分型

根据骨折移位程度进行分型。

（1）Ⅰ型　不完全嵌插骨折，股骨头向后外侧倾斜。

（2）Ⅱ型　完全骨折，但无明显移位。

（3）Ⅲ型　完全骨折，部分移位，但骨折端仍保持接触。

（4）Ⅳ型　完全骨折，完全移位，股骨头内骨小梁与髋臼内骨小梁重新排列。

三、治疗

1.无移位骨折的治疗

无移位骨折属于稳定骨折，一般不需要特殊治疗。保守治疗的主要缺点是骨折可能发生再移位。为防止骨折继续移位，可将

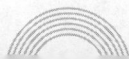

患肢外展约 30°，患足穿带横木板的丁字鞋，同时嘱患者遵守"三不"原则（不盘腿、不侧卧、不下地）；亦可将患肢外展 30°，采用持续皮牵引，6～8 周后可去除牵引，架双拐不负重下床活动。一般 4～6 个月后，骨折愈合，患者方可弃拐行走。

2. 移位骨折的治疗

股骨颈骨折多为移位型，因此，确保骨折良好复位以及选择恰当的内固定、外固定方法是治疗的关键。

（1）屈髋屈膝法 患者采取仰卧位，助手固定骨盆，术者握住腘窝部位，使膝关节和髋关节均屈曲至 90°，进行向上牵引，以矫正缩短畸形。随后，通过伸展髋关节并内旋外展纠正成角畸形，并确保骨折面紧密贴合。复位后，可进行手掌试验，若患肢外旋畸形消失，则表明复位成功。对于股骨头极度屈曲、向前显著成角的病例，可采用屈膝屈髋整复法。

（2）手牵足蹬法 患者仰卧，术者双手握持患肢踝部，用足外缘蹬于坐骨结节及腹股沟内侧，足底抵住坐骨结节及腹股沟内侧，术者同时手拉足蹬，身体向后仰，协同用力，助手则根据骨折移位情况，前后推挤大粗隆部，以实现复位。

（3）骨牵引逐步复位法 患者入院后，可先行骨牵引 1～2 周，随后采取适当的固定措施，并施加牵引重量 4～8kg，牵引方向应与股骨头变位方向一致，同时注意下肢血运状况，通过 1 周的牵引，大多数患者可获得满意复位。

（4）卧位复位法 患者卧位，患髋稍垫高。在硬膜外麻醉或局部麻醉下，常规消毒后，使用直径 3mm 的骨圆针作为撬拨针，套在骨钻上，先、后整复，整复失败者再撬下，把骨圆针引导至髂嵴前、中，必要时用另一支撬拨针从髋关节的外上方进入关节，抵达骨折近端，直达骨折近端下前外方进入，在 X 线侧位透视下，让撬拨针经髂前下，然后轻轻将肢体置于床上，髋关节

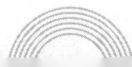

撑直。放松牵引，肢体无外旋畸形即达到复位。

3.固定方法

（1）多针内固定技术 近年来，多针内固定技术在治疗股骨颈骨折方面得到了广泛应用，例如鱼鳞钉固定技术在治疗股骨颈骨折中的应用。研究结果表明，采用4枚骨圆针进行内固定，其固定强度是三翼钉内固定强度的2倍，且其邻近占位面积并未超过三翼钉，同时操作简便，无需切口，可经皮穿针，有效降低了搬运和感染的风险。术前进行骨牵引，无菌操作，局部麻醉下闭合复位，X线透视下，选取直径为3.5mm的骨圆针进行定位。

骨圆针的设计旨在便于导针定位。采用4枚骨圆针进行内固定，首先按照第一枚针的位置要求，在髋前置入一枚钢针作为指示针，然后从股骨外侧钻入第二枚钢针，其方向与指示针保持一致。通过摄取正侧位X线片，确认钢针位置合适后，若不满意可适当调整。随后，按照相同的方法依次钻入第三、四枚钢针。进针时，先与股骨干垂直转动几下，边进针边将针身倾斜，钻透皮质前，必须达到预定角度，否则调整将变得困难。针尾埋入阔筋膜后，术后穿丁字鞋，以防止足外旋。术后第二天开始屈髋活动，2周后扶双拐下地，允许患肢外展15°以内部分负重，待骨折愈合后去除拐杖。对于有移位的新鲜股骨颈骨折，可采用股骨颈上骨牵引技术，使用多根钢针或银纹钉进行内固定治疗，以期尽早离床活动，减少并发症的发生。

（2）手术切开复位技术 通常选择髋关节后外侧入路或改良的Smith Petersen前外侧入路进行手术。具体技术如下。

① 在C形臂监视下进行开放复位，使用2~3枚折断钉进行内固定；

② 在C形臂监视下进行开放复位，使用2~3枚空心加压螺丝钉进行内固定；

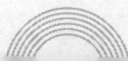

③ 在 C 形臂监视下进行开放复位，使用带瓣的骨瓣移植术；

④ 在 C 形臂监视下进行开放复位，使用带血管蒂的骨瓣移植术；

⑤ 在 C 形臂监视下进行开放复位，使用截骨术治疗陈旧性股骨颈骨折。

4. 中医药治疗

初期治疗以活血化瘀、消肿止痛为主。由于初期瘀血滞留会影响骨痂生长，因此以破瘀生新为主，如桃红四物汤加三七粉，以增强股骨头的血运。若伴有大便秘结、脘腹胀满等症状，可酌情加入枳实、大黄等通腑泄热药物。中期治疗宜舒筋活络、补养气血，方用舒筋活血汤。后期治疗宜补益肝肾、强壮筋骨，方用壮筋养血汤。若长期卧床并发胸腹胀闷、食欲缺乏等症状，考虑为肝脾气伤，可使用六君子汤加柴胡、当归、川芎；若出现食欲缺乏、失眠症状，考虑为脾气郁结，可使用加味归脾汤；若伴有喘咳痰多症状，考虑为肝火侮肺，可使用小柴胡汤加青皮、栀子。

第二节
股骨转子间骨折

股骨转子间骨折亦称股骨粗隆间骨折，是指发生在股骨大转子、小转子间的骨折。该病多见于老年患者，男性发病率高于女性，青壮年患者较为罕见。股骨粗隆部血供丰富，骨折后极少出现不愈合现象，但易并发髋内翻、下肢外旋及短缩畸形，且老年患者长期卧床易引发多种并发症。

一、病因

青壮年患者通常因车祸、高处坠落、塌方、压砸等剧烈外力作用而致病。间接暴力导致的股骨转子间骨折多由于粗隆部受到内翻及向前成角的复合应力，如跌倒、下肢扭转或从高处坠落；直接暴力所致骨折则由于外力直接作用于粗隆部，或沿股骨干长轴作用于粗隆部，由于转子部骨质脆弱，故多为粉碎性骨折。髂腰肌、耻骨肌的剧烈收缩亦可导致小粗隆骨折。

骨折发生后，由于臀肌的收缩牵引，骨折近端发生外展，而远端则因内收肌、股前肌群、股后肌群及髂腰肌的收缩牵引而内收、外旋及向上移位，形成髋内翻。

二、诊断

1.明确外伤史

如车祸、高处坠落、塌方、运动伤或摔倒跌伤等。

2.临床症状与体征

伤后数小时后髋外侧即可出现皮下瘀斑，压痛点多在大转子处，预后良好；而股骨颈骨折瘀肿较轻，压痛点在腹股沟中点，囊内骨折愈合较难。

3.影像学检查

包括股骨上段的髋关节正侧位 X 线片、髋关节 CT 检查等。合并小粗隆骨折为游离片的宜行髋关节重建 CT 检查。

三、治疗

1.保守治疗

（1）无移位或移位较少的稳定骨折　无须整复，只做固定。

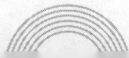

固定时，卧硬板床，患足在外展中立位，患肢两侧用沙袋挤住，患足穿丁字鞋，保持患肢外展位 $30°\sim40°$，$4\sim5$ 周后，骨折稳定，骨生长良好，嘱患者离床，在外展夹板的保护下，持双拐步行（患肢不宜负重）。待骨折愈合后再开始患肢负重，以防髋内翻。

（2）有移位骨折 采用手法复位，拍正位 X 线片，证明复位满意后，将患肢放在牵引架上，行骨或皮肤牵引。牵引重量一般为 $6\sim8$kg，要防止远端向上移位。$6\sim8$ 周后，待骨痂生长较多，在外展夹板保护下，离床持双拐不负重步行。10 周后可根据骨折愈合情况，改为单拐负重走。

（3）骨牵引法 该方法适用于各类骨折，但髋内翻的发生率较高，可达 $40\%\sim50\%$。对于无移位稳定骨折，可采用上述固定方法；对于严重粉碎性骨折且不宜使用内固定治疗的患者，通常选择股骨髁上或胫骨结节骨牵引。牵引重量应依据患者肌力强弱及体重大小而定，一般为体重的 $1/7$，以确保能够克服髋内翻畸形。牵引时，患肢应置于外展位 $30°\sim40°$，足尖向上。牵引期间，患者可以坐起，但需遵守"三不"原则，即不盘腿、不侧卧、不下地负重。

2. 手术治疗

皮肤切口采用髋关节外侧入路。

（1）在"C"形臂监视下进行开放复位动力髋螺钉（DHS）内固定术。

（2）在"C"形臂监视下进行开放复位股骨近端带锁髓内钉（pEN）内固定术。

（3）在"C"形臂监视下进行开放复位解剖型钢板内固定术。

（4）在"C"形臂监视下进行开放复位动力螺钉（DCS）内固定术。

（5）在"C"形臂监视下进行开放复位 Gamma 钉内固定术。

（6）在"C"形臂监视下进行复位经皮中空螺钉内固定术。

（7）在"C"形臂监视下进行经皮多针内固定术。

（8）对于高龄患者，可选择半髋或全髋人工关节置换术。

（9）采用双针起重机式内固定术。

3.药物治疗

应注意根据骨折三期辨证用药。早期用三七、丹参等活血化瘀。瘀肿明显者可外敷消肿药膏，肿胀消退后则外敷接骨续筋药膏。还可以用一些镇痛药物如布洛芬、双氯芬酸、吗啡、羟考酮等；抗骨质疏松药物如阿仑膦酸钠、唑来膦酸、钙剂和维生素D，改善骨代谢；抗凝药物如依诺肝素、利伐沙班、阿哌沙班、华法林等；促进骨折愈合的药物如骨肽注射液（促进骨细胞生长）。中药制剂如伤科接骨片、仙灵骨葆胶囊（活血化瘀、促进愈合）等。

第三节
股骨干骨折

股骨干骨折呈上升趋势，男性多于女性。股骨是人体中最长的骨，近年交通事故增多，成人发病比例上升。

股骨干是指股骨转子下至股骨髁上的部分。股骨干有一个轻度向前外凸的生理角度，有利于股四头肌发挥其伸膝作用。股骨干表面光滑，后面有一条隆起的粗线，称为股骨嵴，是肌肉附着处，也是对位尤其是纠正旋转移位的标志。股骨干的皮质厚而致密，骨髓腔略呈圆形，上、中1/3的内径大体均匀，下 1/3 内径较膨大。股骨干周围由三个肌群包绕，其中以股神经支配的前侧伸肌群（股四头肌）为大，由坐骨神经支配的后侧屈肌群次之，二者相互拮抗保持平衡；由闭孔神经支配的内收肌群最小，但无外展肌群相拮抗。

骨折后远端经常有内收移位的倾向，形成向外成角畸形，因此在治疗股骨干时，单纯的外固定不能保持骨折整复后的位置，必须加用牵引治疗。

一、病因

1. 直接暴力因素

直接暴力导致的股骨干骨折通常由强烈的挤压、碰撞等外力引起，导致骨折断端发生断裂或粉碎性骨折。骨折移位显著，软组织损伤严重，可能出现内出血，内出血常导致生命体征不稳定。对于挤压所致骨折，除内出血量可至 $1000 \sim 1500 \text{mL}$ 外，还可能危及患者生命安全。儿童患者可能表现为不完全性骨折。

2. 间接暴力因素

间接暴力作用下，股骨干骨折多呈现假旋形。除不完全性骨折和儿童的青枝骨折外，骨折多为不稳定骨折。

3. 分类

股骨干骨折后，骨折断端受暴力、肌肉收缩牵拉、下肢重力及搬运的影响，发生各种移位。

（1）股骨干上 1/3 骨折　骨折近端受髂腰肌、臀中肌、臀小肌及其他外旋肌收缩牵拉，导致前屈、外展、外旋移位；骨折远端受内收肌收缩牵拉和重力作用，呈现内收、向后、向上重叠移位，并向外侧凸，形成成角畸形。

（2）股骨干中 1/3 骨折　两断端除重叠移位外，移位方向无

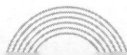

固定规律。多数骨折近端有外展屈曲倾向，远端因受内收肌群作用，多向内上方移位并常向外成角。无重叠畸形的骨折，受内收肌收缩影响，有向外成角的倾向。

（3）股骨干下 1/3 骨折　骨折远端受膝后方关节囊及腓肠肌收缩牵拉向后移位，严重者可能损伤腘动脉、腘静脉和胫神经、腓总神经。骨折近端内收向前移位。

二、诊断

1. 外伤史

包括车祸、高处坠落、塌方、运动伤、打击、挤压等情况。

2. 临床症状与体征

伤后局部肿胀、皮色发绀，严重者出现水疱、疼痛、压痛、功能丧失，出现缩短、成角或旋转畸形，存在异常活动，可能伴有骨擦音。

严重移位的股骨下 1/3 骨折，在腘窝部形成巨大血肿，小腿感觉和运动功能障碍，足背动脉、胫后动脉搏动减弱或消失，末梢血液循环障碍，应考虑血管、神经损伤的可能性。损伤严重者，由于剧痛和出血，早期可能合并外伤性休克。严重挤压伤、粉碎性骨折或多发性骨折，还可能并发脂肪栓塞。

3. 影像学检查

通过 X 线片检查，可以明确骨折的解剖部位、骨折类型以及骨折移位的具体情况。

三、治疗

1. 保守治疗

对于新鲜且无移位的骨折，无需进行复位操作，但应确保患肢处于制动状态。在处理股骨干骨折时，必须关注患者的整体健康状况，并积极采取措施预防外伤性休克。同时应重视骨折的紧急处理措施，现场禁止脱鞋、脱裤或进行不必要的检查。应采用简单而有效的临时固定方法，例如将患肢与健肢用布条或绷带捆绑固定，并迅速将患者送往医院。对于股骨干骨折的治疗，采用非手术疗法往往能获得满意的效果。然而，鉴于大腿肌肉的厚度和拉力较大，骨折移位的可能性较高，因此在进行手法复位和夹板固定的同时，还需配合短期的持续牵引治疗。

（1）手法复位　在单侧脊椎麻醉或局部麻醉下，患者取仰卧位。一名助手固定骨盆，另一名助手握住小腿上段，进行顺势拔伸，并逐渐将患肢屈髋至90°、屈膝至90°，沿股骨纵轴方向进行牵引，以矫正重叠移位。随后，根据骨折的不同部位，采取不同的手法进行复位。对于上1/3骨折，将患肢外展并略加外旋，术者一手向后、向内挤按近端，另一手握住远端由后向前、向内端提；对于中1/3骨折，将伤肢外展，术者从断端外侧向内挤按，然后双手在断端前后、内外夹挤；对于下1/3骨折，在维持牵引的同时，徐徐屈曲膝关节，并以紧挤在腘窝内的双手作为支点，将骨折远端向上推迫。

（2）固定　股骨干骨折患者多为中青年，体格健壮，肌力强大，单纯的手法复位较为困难，且单纯的小夹板固定难以防止肌肉收缩引起的位移。因此，应采用皮肤牵引或骨牵引，待骨折位置稳定后再用小夹板固定，并维持轻量牵引。

①持续牵引：在患肢内、外两侧贴上胶布，再用绷带包裹，将患肢放置在牵引架（托马架）上。对于股骨上1/3骨折，应屈髋45°～60°、外展30°～35°并轻度外旋，以促使骨折远端接近近端；对于下1/3骨折，应尽量屈膝，松弛后方关节囊和腓肠肌，减少远端向后移位的倾向。4～12岁的儿童患者牵引重量为2～3kg，时间持续2～3周；成人牵引重量为体重的1/12～1/7，一般不超过5kg，持续时间为8～10周。使用皮肤牵引时，应定期

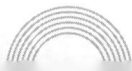

检查，以防胶布滑落而产生不良后果。

② 骨骼牵引

a. 牵引部位：对于股骨髁上骨折，采用股骨髁上或胫骨结节牵引，患肢保持 60°屈曲、外展 30°～40°，屈膝 30°，一端稍外旋，放置于托马架或板式架上。股骨干下 1/3 骨折的患者，应采取 40°～50°的外展和 30°～45°的屈膝位，将骨折远端置于板式架或折中位置。对于远端屈膝 30°～45°、置于板间后移位的屈曲型骨折，建议采用股骨踝上牵引，初始牵引重量为 8～9kg。对于前移位的伸直型骨折，适用股骨上牵引，一般牵引重量为 45kg。通过迅速牵开重叠部分，待骨折复位后，逐渐减少牵引重量。对于 3 岁以内的儿童，使用 MA18 品皮康牵引可获得良好的愈合效果。

b. 患者应向上悬吊，使用适当重量使臀部离开床面一拳高度，利用体重进行对抗牵引。若臀部接触床面，则需重新调整牵引重量，确保臀部悬空。在牵引期间，需密切观察双下肢血液循环状况。此方法患儿能迅速适应，对治疗和护理均较为便利。

c. 骨折复位后，在维持牵引的情况下，根据骨折部位的不同，放置压垫以防止骨折成角和再移位。对于股骨干上 1/3 骨折，压垫应置于骨折近端的前方和外方；对于股骨干中 1/3 骨折，压垫应置于骨折线的外方和前方；对于股骨干下 1/3 骨折，压垫应置于骨折近端的前方。随后，根据大腿长度放置四块夹板，并在后侧夹板上放置一较长的塔形垫以保持股骨的正常生理弧度，最后用四条布带捆扎固定。

2. 药物治疗

根据骨折治疗的三期辨证原则，早期可使用新伤续断汤，中期使用接骨丹，后期使用健步虎潜丸。

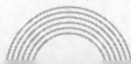

第四节
股骨髁上骨折

股骨髁上骨折是指发生于股骨自腓肠肌起点上 2～4cm 范围内的骨折，常见于青壮年。

一、病因

股骨髁上骨折多由间接暴力引起，例如从高处跌落，足部或膝部着地时的传导暴力，或直接打击所致。膝关节强直、失用性骨质疏松等因素，亦会增加外力导致股骨髁上骨折的风险。

股骨髁上骨折可分为屈曲型和伸直型，其中屈曲型较为常见。屈曲型骨折表现为横断或斜行，骨折线由后上斜向前下，骨折远端因受腓肠肌牵拉和关节囊紧缩而向后移位，可能压迫或损伤腘动脉、腘静脉和腘神经。骨折近端向前突出，可能刺破髌上囊及其附近皮肤。伸直型骨折的远端向前移位，骨折线从前上斜向后下，骨折远近端前后重叠。

二、诊断

1. 外伤史

通常由高能量损伤（如车祸、高处坠落）或低能量损伤（如老年人跌倒）引起。

2. 症状

患者常主诉剧烈疼痛、肿胀、活动受限、无法负重。

（1）局部肿胀和瘀斑　骨折部位明显肿胀，可能出现皮下瘀血。

（2）畸形　可能出现下肢短缩、成角或旋转畸形。

（3）压痛和叩击痛　骨折处压痛明显，叩击足跟或膝盖可能引发疼痛。

（4）活动受限　膝关节和髋关节活动受限，患者无法站立或行走。

3. 影像学检查

（1）X 线检查　常规拍摄前后位和侧位 X 线片，明确骨折类型、移位程度及是否涉及关节面。

（2）CT 扫描　复杂骨折或需进一步评估时，CT 可提供更详细的骨折信息。

（3）MRI　怀疑软组织损伤（如韧带、半月板）时，MRI 有助于评估。

三、治疗

1. 保守治疗

在处理骨折时，应首先考虑保守治疗方案。

（1）手法整复　对于移位的骨折，手法整复是首选方法。整复前需在无菌条件下进行关节内积血清除，以预防关节纤维性粘连的发生。整复过程中，一助手应固定小腿下段并施加牵引力，术者则需用双手环抱骨折远端进行复位。对于屈曲型骨折，术者应将骨折远端向前（上）提拉，同时助手向后（下）牵拉，以实现骨折复位。复位时应保持屈曲位，以松弛小腿腓肠肌，促进骨折复位。对于伸直型骨折，复位后应使用分叉夹板进行固定，夹板嵌于牵引针上，4～6 周后移除牵引针，改用超关节夹板固定。当 X 线片显示骨折愈合时，方可去除夹板。

（2）外固定治疗　　对于青枝骨折或无移位的裂纹骨折，应彻底清除膝关节内的积血，外敷药膏，然后用四块夹板进行固定。前侧板下端应延伸至肱骨上缘，后侧板下端应延伸至腘窝中部。两块后侧夹板与关节的固定方法与屈曲型骨折相同。膝上、膝下应用布带进行固定，以软垫保护关节，保持在微屈位。这种方法既可起到固定作用，又不妨碍关节的屈伸活动，亦可采用石膏托进行固定。

对于股骨远端骨折，可采用股骨近端牵引或克氏针牵引；对于伸直型骨折，可采用骨结节牵引。牵引后即可进行复位，整复时需注意保护腘窝的神经和血管，适当增加牵引重量以实现整复。骨折对位后，局部应用夹板固定，直至骨折愈合。4～6周后解除牵引，改用超膝关节夹板固定，直至骨折完全愈合。

2. 手术治疗

采用改良膝外侧或内侧入路进行开放复位，动力螺丝钉或克氏针进行固定。

对于血管、神经损伤者，应进行血管或神经探查、修补或吻合术。

3. 药物治疗

通常依据骨折三期辨证论治原则进行处理，初期以活血化瘀、消肿止痛为主，可选用新伤续断汤、复元活血汤、和营止痛汤、活血止痛汤等。若骨折局部出血多，血肿严重，应加重活血化瘀药物的使用。若此期出现瘀血发热，表现为口渴、汗出等症状，可采用清热凉血、利气导滞等方法，局部可敷消定膏等。后期应加服补肾健骨之品。解除固定后，可采用相应中药方进行熏洗。

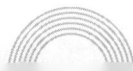

4. 功能锻炼

功能锻炼与股骨干骨折基本相同，但因骨折靠近关节，易发生膝关节功能受限，因此应尽早进行股四头肌锻炼和关节屈伸功能锻炼。持续牵引 3 天后开始进行第一期（愈合期）康复治疗。进行卧位保健体操，包括上肢支撑练习、健侧下肢支撑的背肌和臀肌练习；患肢踝与趾主动练习、股四头肌静力性收缩练习和腹肌练习；第 3 周后增加髋屈伸运动，进行靠坐练习；第 4 周，使用牵引继以石膏固定，应用石膏固定者宜进行坐位躯干练习，上肢肌力尤其是支撑力练习，下肢带石膏做髋屈伸负重练习。

在解除牵引后的第一周，采用超膝关节夹板固定直至骨折愈合。通过 X 线片检查，当骨折线变得模糊且有少量骨痂形成时，开始以下练习：仰卧位下进行踝背屈和膝伸直的髋外展、内收练习以及屈髋练习，足部不离开床面进行屈髋屈膝及伸直练习；俯卧位下进行主动伸髋、屈膝练习。在练习过程中，由医护人员提供扶持，以防止膝部侧倒。

第二周，增加坐位膝屈伸抗阻练习及卧位髋屈伸的抗阻练习，以及斜板床上站立练习。

第三周，开始进行患肢不着地的双拐单足站立和平行杆中健肢站立练习；对于存在膝关节活动范围障碍的患者，可开始进行恢复关节活动范围的牵引治疗。

第四周，开始患肢不着地的双腋杖和平行杆内步行。

第六周起，双下肢站立扶杆进行踝主动运动及下蹲起立练习；健肢负重站立，患肢进行髋屈、伸、外展练习，双腋杖四点步行。

第八周开始进行健侧持腋杖的单杖步行。第九周改为患侧持腋杖步行。第十周改为健侧持手杖步行。第十一周改为患侧持手

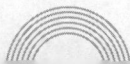

杖步行。第十二至十三周开始徒手行走。其他练习与股骨颈骨折后的康复相同。

在进行功能锻炼时，应采取保护措施以避免外伤。对于股骨髁上骨折的治疗，不能片面强调非手术或手术治疗，亦不应局限于单一治疗方法。由于创伤的复杂性及受伤个体的差异性，治疗时必须结合患者具体情况，权衡各种方法的优缺点，合理选择治疗方法以提高治愈率。

在处理股骨髁上骨折时，应特别注意是否存在血管损伤，并在手法整复时预防动脉、神经的损伤。

第五节
股骨髁部骨折

股骨髁部骨折常发生于青壮年。若处理不当，可能导致关节功能障碍。股骨髁部由股骨的内髁、外髁和髁间窝组成，与前方的股骨平台共同构成关节。股骨髁部骨折的患者可能出现成角畸形和关节腔内积血，可触及骨擦音。

一、病因

股骨髁部骨折的病因多为高能损伤，通常由间接暴力如高处坠落、足部或膝部着地引起；直接暴力如打击、挤压、器械打伤或车祸等也可导致骨折的发生。股骨髁附着股四头肌，其间附着交叉韧带，因此在关节活动时，内髁、外髁受到不同方向、不同强度的力的作用。这些力中，最主要的是股骨受到来自胫骨平台及髌骨两方向的应力，导致股骨内髁、外髁有分离趋势。

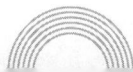

二、诊断

根据明确的外伤史、临床症状与体征、影像学检查可明确诊断。

1.明确的外伤史

如高处坠落、重物打击、挤压、器械打伤、车祸等。

2.临床症状

伤后患侧膝部疼痛。

3.临床体征

患侧膝部局部肿胀、压痛、青紫，出现成角和关节腔内积血，可触及骨擦感、异常活动，可闻及骨擦音。

4.影像学检查

膝关节正侧位 X 线片。

三、分型

股骨髁部骨折分为单髁型、髁间型、单后髁型、粉碎性四种类型。

单髁型骨折：股骨的内髁或外髁发生全髁骨折，而另一半髁保持在原位，与胫骨的解剖关系不变。

髁间型骨折：为双髁骨折，骨折线呈"Y"形或"T"形，暴力沿股骨纵轴方向传导至股骨髁部，遭受来自胫骨平台向上的反作用力，如同楔子导致股骨内外髁骨折分离。

骨折类型分析：后部单发骨折表现为单一骨折线，导致骨块游离；而骶髂关节骨折则呈现粉碎性骨折特征。

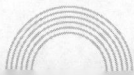

四、治疗

当前，多数学者倾向于采用手术治疗方案，通过坚强内固定促进膝关节早期功能恢复，并降低并发症发生率。

1. 保守治疗

（1）夹板超膝关节固定法　对于青枝骨折或无移位的单髁骨折，首先需将膝关节内的积血彻底清除，随后采用夹板进行固定。前侧板下端应延伸至髌骨上缘，后侧板下端则应达到腘窝中部。两侧板应使用带轴活动夹板进行超膝关节固定，而小腿部的固定方法与小腿骨折的固定相同，膝上与膝下各用四根布带进行固定。

（2）石膏托或石膏管形固定法　适用于青枝骨折或无移位的单髁骨折。采用长腿石膏管形固定，屈膝角度为 20°，固定时间为 6 周，之后可开始进行功能锻炼。

（3）股骨髁冰钳牵引配合夹板超膝关节固定法　对于有移位的内外髁骨折，尤其是内外髁分离的情况，应采用股骨髁冰钳牵引；对于无明显移位的内外髁骨折，则应采用胫骨结节牵引。在牵引的同时，使用双手掌对股骨内外髁施加压力，促使骨折块复位。骨折对位后，再用超膝关节夹板进行固定。

2. 手术治疗

通常选择改良膝外侧或前外侧入路进行手术。手术方法包括切开复位动力髁钉内固定术和切开复位解剖型钢板内固定术。

（1）动力髁钉（DCS）内固定术　适用于股骨髁完整的髁部骨折，如"Y"形或"T"形骨折、粉碎性骨折等。该内固定装置为钉板结合体，具有坚强的内固定效果，并具备加压与抗旋转功能。患者在术后能够早期进行膝关节功能锻炼，有助于减少术后膝关节僵直等并发症，因此在临床实践中受到推崇。DCS 钢

板远端设计为 95°套筒，首先将拉力螺钉植入股骨髁部远端，随后将钢板套入钉尾部，并旋入小螺钉固定拉力螺钉尾部，从而实现对股骨髁部的加压。若存在较大的髁部骨折块，可在拉力钉上方加入 2～3 枚松质骨拉力螺钉，以增强髁间压力。DCS 相较于普通钢板螺钉具有更高的强度与韧性，其骨皮质螺钉直径为 4.5mm，拉力螺钉直径约为 10mm，并且其螺钉上的螺纹设计与普通螺钉不同，螺柱垂直且均匀，确保了螺钉的作用力与钢板及骨质的垂直接触，从而达到最大的力效，确保钢板与骨质的稳定接触。DCS 是根据骨的局部解剖形态特制的，使用时一般无需折弯，从而减少钢板因疲劳断裂的风险，骨折复位时可作为参照，尤其适用于粉碎性骨折，能够缩短复位时间。

（2）解剖型钢板内固定术　适用于股骨髁不完整的髁部骨折。其主要缺点是骨外膜常剥离过多。术前的选择应根据具体情况而定。

3. 药物治疗

（1）初期阶段　治疗以活血化瘀、消肿止痛为主要目标。患者可内服新伤续断汤、肢伤一方、复元活血汤、和营止痛汤、活血止痛汤、夺命丹、八厘散、云南白药、活血丸、三七总苷片、血府逐瘀胶囊等。对于采取保守治疗的患者，可外用消肿散、双柏散、活血散、定痛膏、好及施、东方活血膏、伤科跌打酒等。

（2）中期阶段　治疗以和营生新、接骨续筋为主。患者可内服新伤续断汤、接骨续筋汤、桃红四物汤、肢伤二片、接骨七厘片、仙灵骨葆胶囊、接骨丹等。亦可内服壮筋养血汤、生血补髓汤、补肾壮筋汤以及决依胶囊等。外治方面可使用海桐反洗剂以及万应膏、损伤风湿膏、坚骨壮筋膏等。

4. 功能锻炼

患者在卧床期间应加强全身功能锻炼，从复位后的第 2 天起

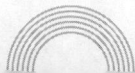

开始行患肢股四头肌舒缩活动，予以臀部垫气圈，并进行趾屈伸功能锻炼，以防止肌肉萎缩与关节僵硬。对于夹板固定与牵引的患者，应在 8 周解除牵引后改用超关节夹板固定直至骨折愈合，然后再负重行走。内固定患者的下床活动时间需根据手术方式决定，通常术后第 2 天即可开始患肢股四头肌舒缩活动、踝关节和足趾屈伸功能锻炼。对于行 DCS 固定的患者，术后次日即可坐起，第 1 周起应用 CPM 锻炼髋关节、膝关节，并可在床上进行膝关节屈伸功能锻炼，4～5 周后扶拐不负重下地。对于不稳定骨折及骨质疏松患者，开始拐杖下地或扶拐负重行走的时间需根据具体情况延长 2～4 周。

第六节
髌骨骨折

髌骨是伸膝活动的支点，具有保护膝关节、增强股四头肌力量的作用。髌骨骨折属于关节内骨折，多见于 30～50 岁，儿童极为少见。髌骨是人体最大的籽骨，呈三角形，底边在上、尖端在下，后面被覆软骨，全部是关节面。股四头肌上部跨越髌骨前面，移行为髌下韧带止于胫骨结节。

一、病因

髌骨骨折多由直接或间接暴力所致。在跌倒跪地或碰撞时，若暴力直接作用于髌骨，可导致髌骨骨折。当膝关节处于半屈曲位时跌倒，为了避免倒地，股四头肌会强力收缩，此时滑车顶点密切接触成为支点，髌骨受到肌肉强力牵拉而骨折。骨折线多呈

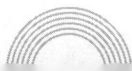

横行，骨折远端因股四头肌的牵拉而向下移位，骨折近端因股四头肌和伸膝装置的破坏而受到影响。若处理不当，可影响患者的屈膝能力。

髌骨骨折的类型包括粉碎性骨折、髌骨上骨折、髌骨中部骨折、髌骨下极骨折、纵行骨折以及撕脱骨折六种。

二、诊断

1. 明确的外伤史

如撞伤、踢伤、跌倒跪地或碰撞伤、运动伤等。

2. 临床症状及体征

表现为局部肿胀、疼痛、无力，膝关节无法自主伸直，常伴随皮下瘀斑以及膝部皮肤擦伤。膝关节前侧肿胀明显，甚至出现张力性水疱。若存在分离移位，可触及凹下呈沟状的骨折断端，可能伴有骨擦音或异常活动。对于纵裂或边缘骨折，需从髌骨的纵轴方向进行投照方能确诊，需注意与髌骨骨折相鉴别。

3. 影像检查

通过膝关节侧位、轴位 X 线片可明确骨折的类型及移位情况。

三、治疗

治疗的主要目标是恢复伸膝功能，保持关节面完整光滑，预防创伤性关节炎和膝粘连的发生。髌骨在运动中起着传递力量、增加力矩及稳定关节的作用，切除髌骨后，伸膝活动中股四头肌肌力将减少约 30%。治疗中，除无法复位的严重粉碎性髌骨骨折外，应尽量保留髌骨。对于难以复位的严重粉碎性骨折，一般主张进行髌骨部分切除，临床上不主张完全切除髌骨。

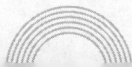

1. 保守治疗

（1）整复方法　患者平卧，患肢置于伸直位或屈曲 20°～
30°，因轻度屈曲有助于关节面恢复正常解剖位置。在无菌操作
下，抽吸关节腔及骨折断端间的积血，然后注入 10～20mL 1%
普鲁卡因溶液进行局部麻醉。术者以一手拇指及中指先捏挤远端
向上推并固定，另一手拇指及中指捏挤近端上缘的内、外两角，
向下推挤，使骨折近端向远端对位。若对位后断面存在轻度的向
前成角（如拱桥式畸形），可在维持归拢固定的条件下，按压成
角以矫正。

（2）固定　包括石膏外固定、抱膝器或多头带弹性固定、抓
髌器固定三种类型。

① 石膏外固定法：对于存在移位的骨折，可先进行手法复
位，然后在无菌操作下抽吸关节腔内积血，再用石膏固定患膝于
伸直位。固定时间一般不超过 5 周，拆除石膏后，外固定时间不
宜过长，以免影响膝关节的屈曲活动。

② 抱膝器或多头带弹性固定：使用抱膝器或多头带弹性布
绷带，并扎上四条布带，各长 60cm。复位满意后，用外固定板
固定于后侧大圆圈上，抱膝器的四条布带捆扎于外侧，固定时间
一般为 4 周。

③ 抓髌器固定：适用于有分离移位的新鲜闭合性骨折。清
除膝内积血后，将抓髌器间距较宽的双钩抓在髌骨上极前缘上，
间距较小的双钩抓在髌骨下极前缘上，拧紧加压螺丝，骨折即可
自行复位。术后 2 天，患者可开始进行行走锻炼。

2. 手术治疗

手术治疗时，常采用膝正中纵切口或膝前弧形横切口，手术
方式主要包括切开复位改良张力带钢丝内固定术和切开复位艾克
曼高分子生物线内固定术。

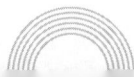

（1）改良张力带钢丝内固定　当横行、纵行骨折移位超过0.5cm时，需进行开放复位内固定。目前，改良张力带钢丝内固定被广泛采用，因其固定效果显著。术后第2天，患者可开始股四头肌舒缩练习，2周后检查并练习屈伸膝关节，同时可下地行走。对于严重粉碎性骨折，屈伸膝关节的练习宜推迟1～2周。

（2）艾克曼高分子生物线内固定　艾克曼高分子生物线能够承受强大的张力，适用于各种髌骨骨折，特别是髌骨上极或下极粉碎性骨折的固定。其优点在于无需进行二次手术取出内固定，患者可早期进行关节功能锻炼。

3. 药物治疗

在药物治疗方面，初期以活血化瘀、消肿止痛为主，可内服新伤续断汤、肢伤一方、复元活血汤等，外用消肿散、血府逐瘀散等。中期则以和营生新、接骨续筋为主，可服用接骨七厘片、桃红四物汤等，外用坚骨壮筋膏等。

4. 功能锻炼

（1）保守治疗　从复位固定后的第2天起，患者需开始进行患肢股四头肌舒缩活动、踝关节和足趾屈伸功能锻炼，以防止肌肉萎缩和关节僵直。6～8周后解除固定，进行膝关节屈伸功能锻炼。

（2）改良张力带钢丝内固定　术后第2天，患者可进行股四头肌舒缩练习，2周后开始屈伸膝关节功能锻炼或CPM锻炼，并扶拐下地行走。对于严重粉碎性骨折，屈伸膝关节的锻炼宜推迟1～2周。

（3）艾克曼高分子生物线内固定：术后第2天，患者同样可进行股四头肌舒缩练习，3～4周后开始屈伸膝关节功能锻炼或CPM锻炼，并扶拐下地行走。

髌骨骨折的治疗原则在于确保复位后关节面平滑、固定适当

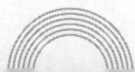

有力，以促进骨折快速愈合，使患者能够早期下床活动关节。无论采用何种治疗方法，其最终目的都是维持复位直至骨折愈合，以便能够进行早期膝关节活动锻炼，防止术后膝关节粘连、僵直，并减少致残率。这就要求固定装置必须具备足够的强度，以抵抗早期术后膝关节伸屈活动中产生的弯曲力和牵张力。对于粉碎性、复杂性骨折，仍需继续研究更为有效的治疗方法。

第七节
胫骨髁骨折

胫骨髁骨折属常见骨折类型，且男性患者多于女性，尤其好发于青壮年群体。胫骨髁部主要由海绵骨构成，其外髁皮质相较于内髁皮质而言质地较为脆弱。因损伤时膝关节多处于外翻位，故胫骨外髁骨折的发生率高于内髁骨折。

一、病因

胫骨上端结构宽厚，横切面呈三角形，其扩大部分包括内髁与外髁，两者均呈浅凹状，并与股骨下端的内髁、外髁相连接。其中，平坦的关节面被称为胫骨平台。胫骨的骨性关节面自前向后存在约 $10°$ 的倾斜。在两侧平台之间，位于髁面隆起的部分为胫骨嵴，是半月板和前交叉韧带的附着点。胫骨结节则位于胫前嵴，距关节面 2.5～3cm，为髌腱的附着点。胫骨平台表面覆盖有透明软骨，内侧平台厚度约为 3mm，外侧平台厚度约为 4mm。内侧平台面积较大，从前缘至后缘呈凹状；外侧平台面积较小，从前缘至后缘呈凸状。由于成人胫骨近侧端扩大的骨松

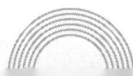

质覆盖于骨干之上，支持其的骨皮质相对薄弱，与股骨髁相比，股骨髁的骨皮质较厚，结构更为坚强，因此胫骨髁显得相对脆弱。尽管两者的损伤机制相同，但胫骨平台骨折的发生率更高。

胫骨平台是膝关节内骨折的好发部位。内外侧副韧带、前后交叉韧带及关节囊共同维持膝关节的稳定性。由于胫骨上端骨质相对疏松，一旦发生挤压塌陷，则骨折难以复位，从而影响膝关节面的平整性，导致膝关节功能失调及创伤性关节炎的发生。

胫骨上端附着有股四头肌及腘绳肌。这两块肌肉具有使近侧骨折端向前内侧移位的倾向。小腿主要附着于胫骨后外侧，而胫骨中下 1/3 处无肌肉附着，仅有肌腱通过。因此，当胫骨中下 1/3 发生骨折时，易向前内侧成角，并可能穿破皮肤形成开放性骨折。

胫骨的血液供应主要由滋养动脉和上 1/3 交界处的滋养孔提供。在骨折愈合过程中，肌起始处的胫骨后侧斜行向下，沿骨间膜发出多条滋养动脉，发挥主要作用。骨折后，患者可出现明显肿胀、纵轴叩击痛及异常活动。同时，若侧副韧带断裂，可出现感觉迟钝或消失；若肌肉损伤，则可能出现小腿前外侧肌力减弱或消失。

病因方面，直接暴力如车祸等所致的直接撞击、压轧等可引起高能损伤；而间接暴力则包括外翻、垂直应力等所致损伤，以间接暴力损伤多见。

外翻应力可引发胫骨外侧平台骨折。当患者处于站立位时，膝外侧若遭受暴力打击或间接外力作用，如从高处坠落、足着地时膝处于外翻位，或外力沿股骨外髁撞击胫骨外髁，均可导致此类骨折，并可伴有内侧副韧带及半月板损伤。垂直应力沿股骨向胫骨直线传导时，股骨髁向下冲压胫骨平台，可引起胫骨内、外侧同时骨折，形成"Y"形或"T"形骨折并向下移位，且胫骨平台多有塌陷。内翻应力则可使股骨内侧压迫胫骨内侧平台，造成内髁骨折，骨折块向下移位、塌陷，并可合并外侧副韧带、半

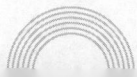

月板损伤。

　　胫骨平台骨折的部位与受伤时膝关节所处的状态密切相关。膝关节处于伸直位时，多发生整个单髁骨折；膝关节处于屈曲位时，骨折多局限于平台中部或后部；膝关节处于屈曲位且受内翻应力作用时，可造成胫骨内髁前部骨折。

二、诊断

1. 明确的外伤史

如撞伤、跌伤、跌倒跪地、碰撞伤、运动伤等。

2. 辅助检查

　　（1）影像学检查　　在40天内，可通过X线片或CT等影像学手段观察关节复杂结构，如半月板破裂、前后交叉韧带撕脱的小骨片等。关节病变的影像学诊断对判断病情具有重要价值，其图像质量在许多方面已超过X线片。此外，血液或其他体液的实验室检查、MRI检查、超声检查等也是重要的辅助诊断手段。其中，MRI检查在关节内病变的筛查中具有重要意义，但需注意，体内带有磁性金属者不宜进行MRI检查。超声检查则能实时、动态地显示大血管中的血流和组织内的细小血流，对判断血管有无断裂、狭窄等具有很高的准确性。在怀疑合并血管损伤时，应进行超声检查。

　　（2）肌电图检查　　肌电图是一项利用特定电子装置测定神经肌肉生物电活动的技术，旨在评估神经肌肉的功能状态，并间接推断其病理形态学变化，对神经病变的诊断具有重要价值。当怀疑存在神经损伤时，应尽早进行肌电图检查。

　　（3）关节镜检查　　此检查能够精确判断胫骨平台骨折关节面塌陷的部位、程度，以及是否伴有半月板或交叉韧带的损伤，包括损伤的具体部位和程度。在出现并发症时，需予以高度重视。

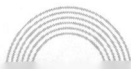

本病易于与其他骨折相鉴别，但在怀疑存在韧带或血管损伤时，应进行相应的检查。对于怀疑存在韧带或半月板损伤的情况，应进行关节镜检查；对于平台隐匿性损伤，应考虑使用 MRI 检查。有学者指出，MRI 不仅能够诊断膝部软组织损伤，还能清晰显示 X 线未能发现的隐匿性骨折，且相较于 CT 三维重建，MRI 更为省时且信息更为丰富。

三、治疗

　　胫骨平台骨折的治疗原则旨在预防骨性关节炎的发生，确保骨折复位良好、对线准确、功能恢复满意及无痛，减少内翻、外翻畸形，精准复位创伤所致的骨折块，恢复关节面平整。当胫骨平台负重时，若关节软骨再生能力受损或外侧平台形态改变导致应力增加，可能引发关节炎。具体而言，当关节面塌陷超过 1.5mm 时，关节内压力会发生明显变化；塌陷超过 3mm 时，局部压力显著增高；若塌陷导致关节内外翻畸形，进而引起膝关节不稳定，其预后将更加不良。因此，关节软骨的准确复位和坚强固定对于软骨愈合至关重要。基于上述生物力学特点，胫骨平台骨折的关节面达到解剖复位、坚强内固定以及塌陷骨折复位后的植骨被视为胫骨平台骨折复位满意的三项关键要素。

　　治疗方法的选择应根据骨折类型和软组织损伤程度来确定。当前的治疗方法主要分为非手术治疗与手术治疗两大类。然而，在如何选择治疗方法方面，临床医生仍面临一定困惑。关于关节面压缩或平台阶梯样改变达到何种程度才需进行手术治疗，目前尚未形成统一标准。有学者认为，当骨折移位在 4～10mm 时，可考虑非手术治疗；而其他学者则主张，当关节面压缩超过 3mm 时，为恢复关节面的解剖结构及稳定性，进行内固定是可行的。尽管有学者在约 20 年的随访中发现，关节面残留的骨压

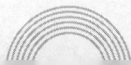

缩与创伤性关节炎的进展并不完全一致，但关节畸形和压缩导致的关节不稳定会预后更差，这一观点得到了广泛认可。生物力学研究证实，当关节面压缩的阶梯样改变超过 3mm 时，进行抬高压缩具有实际临床意义；而当关节面塌陷小于 1.5mm 时，不会对关节软骨及活动造成明显影响，机体能够代偿。

治疗策略的制定应依据患者的具体病情，明确任何治疗方法均非绝对适用。胫骨平台骨折的内固定治疗，不仅旨在实现解剖复位，还为早期功能锻炼提供了可能，这也是积极推荐手术治疗的重要理由之一。部分学术观点认为，当骨折塌陷超过 10mm 时，需通过手术来抬高塌陷的关节面；塌陷深度在 6～10mm 之间时，是否进行手术需综合考量患者的年龄及对膝关节功能的需求；而当塌陷小于 6mm 时，则可采取非手术治疗。同时，部分学者主张，对于存在移位的胫骨髁骨折，采用切开复位内固定治疗是当前的主流方法，旨在恢复胫骨髁的解剖结构，促使关节早日活动，从而获得满意的膝关节功能。此外，劈裂骨折向外移位超过 5mm、塌陷骨折凹入超过 8mm 以及劈裂塌陷型骨折，均被视为胫骨平台手术治疗的适应证。

当前，多数学者达成共识：对于无移位、关节面塌陷小于 2mm 的胫骨平台骨折，可选择非手术治疗；而对于有移位、关节面塌陷超过 2mm 的骨折，则宜采用手术治疗。

1. 非手术治疗

（1）手法复位　与健侧肢体相比较，手法复位可接受的临床标准为成人内外成角小于 7°，在伸直位至屈曲 90°位的运动过程中，小夹板固定弧上的任何一点，内翻不应超过 5°，外翻不应超过 10°。患者取仰卧位，实施腰麻或硬膜外麻醉，抽尽膝关节腔内积血。一名助手站于患者大腿外上方，抱住患侧大腿；另一名助手站于患肢足远侧，握持患侧踝上部，沿胫骨长轴进行对抗牵引。术者双手抱住患者膝关节内侧，使膝内翻，以加大外侧关节间隙，同时以双手拇指用力向上、向内推按复位之外髁骨块，触摸移位并纠正，随后双手相扣于胫骨近端，用力挤压，并令助手轻轻屈伸膝关节数次，以使骨块趋于稳定。若内髁骨折，则采用相反方向的手法进行复位。对于双髁骨折，两助手在中立位进行强力相对拔伸牵引，术者用双手掌部分置于胫骨上端内髁、外髁处相向挤扣进行复位。

（2）小夹板固定　将五块小夹板分别置于膝内侧、外侧、后侧、前侧（前侧两块）。小夹板的长度需根据患肢的具体情况来确定，并使用加压垫进行包扎。另用一块大夹板进行包扎固定，再用两块瓦形纸壳相扣并扎紧，以利于受伤肢体的肿胀消退。在小夹板固定期间，应鼓励患者进行功能锻炼。小夹板固定后，一般在 4 天内需严密观察患肢的血运情况、感觉及活动情况。由于夹板固定后静脉回流可能受阻，组织间隙内压力升高，可能导致患肢的血运受到影响，出现肿胀、肤色改变等情况。因此，固定后 1～4 天内应特别关注患肢的血运、肿胀程度及末梢的主动活动情况。如出现肤色苍白、麻木、活动障碍等异常情况，应及时进行处理，以减轻组织内压力，避免血液循环障碍及感觉异常的发生。肿胀逐渐消退时，应及时放松扎带，以保持其适度松紧，若发生局部麻木或血液循环障碍，肿胀加剧，需立即放松扎带；若症状未缓解，则需重新包扎。若夹板在末端或突出部位引起疼痛，应拆开夹板进行检查，以防止发生压迫性溃疡。

（3）石膏固定　复位后，采用大腿、小腿前后石膏托固定 4～6 周，或采用管形石膏固定，约 4 周后去除石膏，开始练习膝关节屈伸活动。通常选用前后双面石膏托固定，以便于观察与调整。其注意事项大体上与小夹板固定相同。需将患肢放平，窝部垫以软垫，使膝关节处于微展状态。

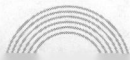

2. 手术治疗

腔骨平台骨折的骨性愈合期通常较长，长时间的外固定会对膝关节功能造成一定影响，同时因失用性肌肉萎缩和患肢负重等因素，固定期间可能发生再次移位。对于有移位、塌陷超过2mm的骨折患者，以及骨折合并韧带、半月板、神经、血管损伤等并发症的患者，应及时进行手术治疗。手术入路的选取应根据患者的具体病情而定，常用的有外侧弧形切口、内侧弧形切口、正中切口及联合切口，尽量避免使用"之"字形放射状切口，以减少交叉处皮肤坏死的风险。

（1）外固定支架固定　19世纪40年代，Malgaigne应用金属带捆扎外露的针尾和器械治疗骨折，这是最早的外固定支架应用方法。随后，Rinand等进行了改进，采用两枚针固定近、远骨折端，并用绳捆扎针尾加压，从而完善了外固定架的结构，并扩大了其使用范围。20世纪30年代，Anderson等设计了更为复杂的外固定支架。20世纪70年代，Ilizarov发明了具有多种功能的环形固定器，并进行了设计和技术上的改进。国内李起鸿等也设计了半环式四边组合固定器等，各种外固定支架都有其特点。总之，外固定支架特别适用于开放性骨折、不稳定的粉碎性骨折以及软组织损伤严重的骨折。

（2）螺钉、钢板固定　螺钉对劈裂骨折及骨折块的固定具有良好效果。然而，钢板固定的主要缺点是骨外膜剥离过多。近年来，加压钢板、AO学派的微创稳定系统、高尔夫钢板、林可解剖钢板等已成为主流。因其各有优缺点，术前的选取需根据具体情况而定。

临床处理时，常根据Schatzker分型并结合患者的具体情况做出不同的决策。

Ⅰ型骨折为外侧平台纵向劈裂或单纯楔形骨折，但无关节面压缩。治疗时应采取切开复位内固定，并因常伴有半月板损伤而需同时修复。固定骨折块可使用2～3枚空心螺纹钉或骨松质拉力螺钉加压，或采用高尔夫钢板、林可解剖钢板等固定方式。

Ⅱ型骨折为外侧平台劈裂并压缩骨折，此型骨折关节面有塌陷。切开复位时，应通过胫骨骨窗用撬骨棒将塌陷的关节面恢复平整，关节面塌陷区最好略高出正常关节面1～2mm。可通过骨窗在塌陷的关节面下植入自体骨或同种异体骨，亦可在膝关节镜下监测关节面的损伤与修复程度。内固定方式可选用高尔夫钢板、林可解剖钢板等。

Ⅲ型骨折为单纯外侧平台压缩骨折，此型骨折关节面同样有塌陷。治疗时需通过胫骨骨窗用撬骨棒将塌陷的关节面恢复平整，关节面塌陷区略高出正常关节面1～2mm，并在塌陷的关节面下植骨。亦可在膝关节镜下监测关节面的损伤与修复程度。复位后常用2～3枚空心螺纹钉或松质骨拉力螺钉固定，必要时可采用高尔夫钢板、林可解剖钢板等固定，以增强支撑效果。

Ⅳ型骨折为内侧平台骨折，可能伴有或无膝关节脱位，多为高能损伤，常伴关节脱位及半月板、韧带、血管、神经损伤。因内侧平台受力较大，单纯使用空心螺纹钉或骨松质拉力螺钉固定不牢固，应选用高尔夫钢板、林可解剖钢板等固定方式。合并半月板、韧带损伤者应在膝关节镜下行修复术或摘除术，合并血管、神经损伤者应行修补术、吻合术等。

Ⅴ型骨折为双侧平台骨折，伴不同程度的关节面压缩和髁移位，骨折线常类似倒"Y"形。关节面塌陷应开窗撬拨复位并植骨，内固定选用"T"形钢板、高尔夫钢板、林可解剖钢板等行单侧或双侧固定。

Ⅵ型骨折为内侧平台骨折合并干骺端骨折，胫骨髁部与骨干分离，多为严重的粉碎性骨折。关节面塌陷应开窗撬拨复位并植骨，内固定选用高尔夫钢板、林可解剖钢板等行单侧或双侧固

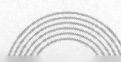

定，并可结合超膝关节外固定支架固定。

Parker 等学者指出，对于稳定性胫骨平台骨折，增加抗旋转螺钉并不能提供有益的生物力学机制。Keating 等认为，钢板内固定配合骨水泥技术能提高劈裂压缩、单纯压缩、双髁骨折的疗效。罗从风等学者建议，Schatzker Ⅳ 型骨折宜选用前正中联合后内侧切口，Schatzker Ⅴ 型、Ⅵ 型骨折宜选用前外侧联合后内侧切口，两切口间皮桥宽度应大于 7cm，以避开胫前缺血区。

膝关节镜是一种微创手术，适用于伴有关节内结构损伤的各种类型胫骨平台骨折，特别是关节面不平整者。手术时间以创伤后 2～10 天为最佳。关节镜下可确定骨折类型以及膝关节、韧带、半月板损伤情况与关节面的情况，还可监视内固定过程，防止内固定侵及关节面。

第八节
胫腓骨骨干骨折

胫骨干中上部横切面呈三棱形，中下部为四边形，其交界处易骨折。胫骨位于皮下，骨折断端易穿破皮肤成为开放性骨折。胫骨、腓骨之间有骨间膜连接，踝关节承受的力除沿胫骨干向上传递外，也经骨间膜沿腓骨传导。胫腓骨骨干骨折占全身骨折的 4%。

一、病因

胫腓骨表浅，易受直接暴力损伤。直接暴力可引起横行、短斜行或粉碎性骨折。扭转暴力可引起胫骨、腓骨螺旋形或斜行骨折。若为双骨折，则腓骨骨折线常高于胫骨。

胫腓骨骨干骨折可分为三种类型：①胫腓骨骨干双骨折；②单纯胫骨干骨折；③单纯腓骨干骨折。胫腓骨骨干双骨折最多见，单纯腓骨干骨折、单纯胫骨干骨折少见。

二、诊断

1. 明确的外伤史

如重物打击、踢伤、撞击伤、碾轧伤、压砸伤或高处坠下、旋转暴力、扭伤、跌倒伤。

2. 临床症状

伤后患侧小腿部疼痛。

3. 临床体征

伤后患肢剧烈疼痛、肿胀、压痛、纵轴叩击痛、功能障碍、骨擦音、异常活动，有移位时出现肢体成角、短缩、足外旋畸形。损伤严重者在小腿前侧、外侧、后侧间隙单独或同时出现极度肿胀，扪之硬实，肌肉紧张而无力，有压痛、冲击痛、麻痛、牵拉痛，胫后神经或腓总神经分布区有感觉迟钝甚至消失，可能发生筋膜间隙综合征，应仔细对各间隙肌肉做被动牵拉试验，必要时应做间隙压力测定以便早诊断、早治疗。

4. 辅助检查

（1）影像学检查（患侧小腿胫腓骨X线正侧位片）　怀疑有胫腓双骨折，应摄从膝到踝包括胫腓全长的正侧位X线片。具有方便、简单、易行、价廉等特点，CT与MRI由于价格昂贵，多不采用。怀疑有病理性骨折时行CT检查以便与其他疾病相鉴别。

（2）超声波检查　多普勒（Doppler）又称彩超检查，能实时、动态地显示大血管中的血流和组织内的细小流，能判断血流的方向和测定血流速度。常用于检查血管有无断裂、狭窄，准确性很高。怀疑合并血管损伤时，应行彩色多普勒检查。

（3）神经电生理检查　肌电图是通过特定电子装置测定神经肌肉的生物电活动，以了解神经肌肉的功能状况，从而间接判断其病理形态学改变。对神经病变有重要价值。怀疑有神经损伤时应及早行肌电图检查。

（4）实验室检查　怀疑有筋膜间隙综合征时应及早行血肌酸磷酸激酶、尿肌红蛋白检查。

根据外伤史、临床表现、体格检查及影像学等辅助检查可确诊。

三、治疗

胫腓双骨折的治疗目的是恢复小腿的负重、行走功能。处理重点是胫骨骨折，腓骨骨折的移位在胫骨骨折的成角、移位畸形纠正后多数可纠正。腓骨骨折线在下 1/4 以上，对踝关节的稳定性不会构成影响。腓骨骨折必要时可采用钢板固定。应保持胫骨的长度与力线，使膝关节、踝关节在同一平行轴上。骨折端的成角畸形与旋转移位应该完全纠正，以免日后影响膝关节、踝关节的功能和发生关节劳损。与健侧肢体相比较可以接受的临床标准是：成人向内成角小于 5°，向外成角 10° 以内，前后成角 10° 以内，肢体短缩在 1cm 以内，两骨折端对位至少应在 2/3。

治疗方法的选择应根据骨折类型和软组织损伤程度而决定。

无移位的胫腓骨骨干骨折采用石膏固定。

有移位的横行或短斜行骨折采用手法复位，石膏固定。

不稳定的胫腓骨骨干双骨折采用微创或切开复位，可用钢板螺钉或髓内针固定。

开放性胫腓骨骨干双骨折，彻底清创后，可用髓内针或外固

定架固定，同时作局部皮瓣或肌皮瓣转移，覆盖创面，使内固定物或骨质不外露。

第九节
踝部骨折

踝关节由胫腓骨远端和距骨体构成。胫骨远端内侧突出部分为内踝，后缘唇状突起为后踝，腓骨远端突出部分为外踝。踝部骨折占成人骨折的 7.6%。

一、病因

踝部骨折多由间接暴力引起，多数是在踝跖屈时扭伤所致。直接暴力打击也可导致复杂骨折。

二、诊断

踝部肿胀明显，可见瘀斑、内翻或外翻畸形，有活动障碍，局部压痛，可触及骨擦感。

踝关节正侧位 X 线片可明确骨折部位、移位方向和类型。

三、治疗

一般先手法复位外固定，如不能满意复位固定或治疗失败，则采用微创或切开复位内固定。

无移位的和无下胫腓联合分离的单纯内踝或外踝骨折，踝关节中立位或内翻（内踝骨折）/外翻（外踝骨折）位石膏固定6~8周，固定期间行邻近关节功能锻炼，预防深静脉血栓形成

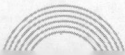

和肌肉萎缩。

移位的内踝或外踝单纯骨折，应微创或切开复位内固定治疗。

Ⅰ型骨折一般应行微创或切开复位，松质骨螺钉、接骨板螺钉内固定。

Ⅱ型骨折，内踝骨折采用松质骨螺钉内固定，外踝骨折常需采用接骨板固定。影响 $1/4 \sim 1/3$ 关节面的后踝骨折也需内固定治疗。

Ⅲ型骨折需对内踝、外踝或腓骨骨折行内固定治疗。

第四章

躯干骨折

第一节
肋骨骨折

肋骨骨折是常见的胸部损伤，多由外力直接作用或间接冲击引起。肋骨不仅保护胸腔内的器官，还参与呼吸运动，因此骨折可能引发疼痛、呼吸困难等并发症，严重时危及生命。

一、病因

1.外伤

最常见的病因，如车祸、跌倒、运动损伤等。

2.骨质疏松

老年人因骨质疏松，轻微外力即可导致骨折。

3.病理性骨折

肿瘤转移或感染等疾病会削弱骨骼强度，轻微外力即可引发骨折。

4.咳嗽或剧烈运动

剧烈咳嗽或运动可能导致肋骨应力性骨折，多见于骨质疏松患者。

二、诊断

1.病史与体格检查

了解外伤史，检查局部压痛、骨擦感等。

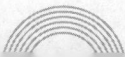

2.临床表现

（1）疼痛　骨折部位疼痛，尤其在深呼吸、咳嗽或活动时加剧。

（2）局部压痛　按压骨折部位有明显压痛。

（3）呼吸困难　疼痛会限制呼吸运动，导致呼吸浅快，严重时可能引发肺部感染。

（4）皮下气肿　若骨折损伤肺组织，气体可能进入皮下，形成气肿。

（5）反常呼吸　多根多处骨折时，胸壁可能出现反常呼吸运动，影响呼吸功能。

3.影像学检查

（1）X线检查　常用，但可能遗漏细微骨折。

（2）CT扫描　更清晰，尤其适用于复杂骨折或合并其他损伤。

（3）超声检查　适用于无法进行X线或CT检查的患者。

4.实验室检查

如怀疑病理性骨折，需进行血常规、肿瘤标志物等检查。

三、治疗

1.保守治疗

（1）休息　避免剧烈活动，尤其是胸部受力。

（2）止痛药　使用非甾体抗炎药（如布洛芬）或对乙酰氨基酚缓解疼痛。

（3）冰敷　初期可冰敷减轻肿胀和疼痛。

（4）呼吸练习　进行深呼吸和咳嗽练习，防止肺部感染。

2.固定

胸带或绷带用于固定肋骨，减少疼痛，但需谨慎使用，避免

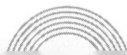

限制呼吸。

3.手术治疗

（1）手术指征　适用于严重骨折，如多根肋骨骨折、骨折移位明显或伴有血气胸等并发症。

（2）手术方式　通过钢板、螺钉等内固定物稳定骨折。

4.并发症处理

（1）血气胸　需胸腔闭式引流。

（2）肺部感染　使用抗生素，必要时吸痰或支气管镜清理。

5.康复治疗

（1）物理治疗　促进肺功能恢复，预防胸壁僵硬。

（2）心理支持　帮助患者应对疼痛和焦虑。

6.预防

（1）避免外伤　注意安全，避免高风险活动。

（2）预防骨质疏松　老年人应补充钙和维生素 D，适度锻炼。

（3）及时就医　外伤后出现胸痛、呼吸困难等症状应及时就诊。肋骨骨折虽常见，但及时诊断和治疗至关重要。保守治疗适用于大多数患者，手术则用于复杂病例。预防外伤和骨质疏松有助于减少骨折风险。

第二节
胸段脊椎骨折

胸段脊椎因受到肋骨、肋椎韧带、椎间盘及纤维环等胸廓结构的支持，稳定性相对较好，一般必须在较强的暴力作用下，才

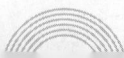

发生骨折。胸椎稳定性在伤后不易受到破坏，部分胸椎骨折与骨质疏松或肿瘤性病理因素有关。

一、病因

多见因高空坠落物体或投掷物体砸伤所致。多为屈曲、旋转、伸展、轴向压力等作用的结果。胸椎骨折有时与骨质疏松或肿瘤性病理因素有关。

二、诊断

（1）有明确外伤史及临床表现。直接受伤部位可见皮肤擦伤或挫伤，可有皮下血肿，局部疼痛，有明显肿胀、压痛，伴有活动受限。有脊髓或神经根损伤者可出现相应的症状及体征。

（2）怀疑有病理性骨折时，可根据病史，结合损伤机制进行分析。

（3）X线正侧位片及CT、MRI检查，可确定骨折的类型、程度及脊髓压迫情况。

三、治疗

胸椎损伤后仍有较好的稳定性，对于无合并脊髓损伤的椎体轻度压缩骨折，可认为属稳定骨折。因此，胸椎骨折常以治疗截瘫为主，而骨折的治疗占次要位置。

（一）急救处理

胸段脊柱损伤，从伤后现场急救开始，搬动或检查患者均应注意勿再加重损伤。移动伤员时应避免扭转，使脊柱稳定在不过伸、不屈曲、处于伸直的中立位。必须滚转患者时，应避免使脊柱的任何部位过伸、屈曲或扭转，平抬至担架上再行搬运。同时可作止痛或抗休克等对症治疗。

（二）支具制动

轻度压缩骨折，可采用支具制动，早期锻炼背伸肌，通过指导患者自身功能锻炼，达到骨折复位的目的。严重的胸段脊柱骨折或伴有脱位者，经1～3周卧床制动后，用支具固定。

（三）手术治疗

根据骨折脱位的类型、程度和脊髓压迫情况，在一般情况稳定之后，必要时考虑选择手术治疗。

第三节
胸腰段脊椎骨折

胸腰段脊柱是由稳定性较好、形态后凸的胸段，移行到活动度较大、形态前凸的腰段的过渡部位，故骨折发生率明显高于胸段和腰段。据统计，胸10～腰2的骨折发生率占胸椎和腰椎骨折的70%。胸腰段椎管容积相对较大，主要为脊髓圆锥和腰骶段脊髓，并发出重要的腰段神经根。胸腰段的关节突关节面接近矢状面，有较强的抗旋转能力。

一、病因

多见于从高处坠落，足或臀部着地或弯腰用力时背部受压致伤。可由屈曲、伸展、旋转、轴向压缩等暴力作用所致，通常由多种暴力同时造成。

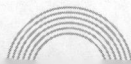

二、诊断

1.临床资料

有明确外伤病史及临床表现，并从中分析损伤机制。局部症状较明显，其他临床表现与胸段脊柱损伤类似。伴有脊髓或神经根损伤，可出现相应的症状体征。

2.影像学资料

X线正侧位片及 CT、MR 检查，可确定骨折的类型、程度及脊髓压迫情况。部分脊柱骨折脱位可能由于抢救时搬动或检查时移动而自行复位，因此，X线有时不能完全反映其受伤时的实际情况，而患者的疼痛部位往往是反映受伤部位的标志。

3.鉴别诊断

（1）腰 1 部位的先天性短小肋骨　可被怀疑为横突骨折，骨折有锐利锯齿形的骨折面，另双侧对称的特点可作鉴别。

（2）先天性后突畸形　椎体部分缺如而呈前楔形变及单侧后关节缺如的 X 线征，须与骨折脱位鉴别，可根据外伤史予以判断。

（3）青春期骨骺炎　可见有多个胸椎椎体前方楔形变，脊柱滑脱和椎骨崩解，常见于腰 4、腰 5 椎弓峡部。

三、治疗

（一）单纯椎体楔形骨折

椎体压缩不超过其高度的 1/3 或前部楔形成角＜20°，棘突间隙无增宽、后方稳定结构无破坏时，可视为相对稳定骨折。实际上损伤部位的稳定结构已受到一定影响，受损的脊柱各小关节关系也存在失常，治疗重点是软组织的修复。

治疗早期给予适当仰卧或俯卧卧床休息，可用过伸支具固定12周。当患者疼痛能够忍受时，一般在伤后2～3日即可开始进行背肌锻炼，早期锻炼可以促进血肿吸收，预防肌肉萎缩，减轻局部水肿。由于前纵韧带的合页式作用，可避免脊柱过伸，在作背肌锻炼时，借助牵伸前纵韧带而被动使压缩的椎体张开，以达到复位目的。损伤轻者一般3个月后即可恢复轻体力工作。

（二）稳定性椎体爆裂骨折

骨折虽累及椎体后1/3和后壁，但不伴有后方韧带断裂和神经损伤，可用过伸支具固定12周。

（三）不稳定的椎体骨折

椎体压缩超过其高度的1/3，有明显移位的不稳定爆裂骨折和屈曲分离型骨折等，需要行骨折减压、椎体融合以及内固定手术治疗。

（四）手术入路的选择原则

（1）以后方结构损伤为主，需要后入路手术。
（2）前方有压迫的不完全性神经损伤，采用前入路手术。
（3）后方结构损伤合并不完全神经损伤，常需要前后入路联合手术。

（五）保守治疗

（1）对于单纯楔形椎体压缩骨折，有主张通过过伸方法闭合复位，达到纠正畸形，争取得到功能恢复和减少晚期疼痛症状。临床经验证明，为了谋求矫正椎体畸形，而采取在麻醉下一次性过伸整复的治疗方法，对部分病例确有一定效果，尤其对胸腰及下腰部骨折者更为有效。但在观察其恢复过程中，发现多数都难以维持其整复当时的解剖形态，晚期功能效果也不理想。另外，胸 9 以上的骨折也难以采用过伸复位法取得成功。

（2）一些早期经过多种方法进行复位固定治疗的患者，后期反而产生较多明显症状。脊柱骨折在保守治疗晚期出现的症状中，以下腰痛较多，但疼痛发生在骨折部位者并不常见。原因与脊柱旁的肌肉韧带损伤有关，一般认为，主要是腰骶部对胸腰部骨折后畸形的代偿性劳损所致。

（3）对稳定型骨折，早期进行闭合复位、矫正畸形并用石膏或支架固定，以减少疼痛。但因复位后，必须在过伸位固定 4～6 个月，长期固定必然造成脊柱关节僵硬的结果。

（六）对症治疗

为了缓解疼痛，可给予适量的镇痛药。胸腰段骨折后形成的腹膜后血肿，多易引起反射性肠麻痹，可行对症治疗，一般数日后即可逐渐好转，也可辅以物理治疗。

第四节
腰椎骨折

腰椎骨折除了骨结构损伤外，常伴有脊髓、圆锥及马尾的损伤，致残发生率较高，增加了腰椎骨折诊断及治疗的重要性。

一、病因

不同形式的暴力传导到脊柱，引起脊柱反常活动，可造成腰椎各种类型的损伤。腰椎损伤最常见的是骨折，腰椎骨折 90%

为屈曲型损伤，椎体前部多为压缩性骨折。严重者可有小关节骨折、黄韧带和小关节撕裂，裂隙内积血，并可引起脊柱不稳定。骨折和软组织损伤导致的出血，渗透到肌肉组织内，可形成血肿，血肿机化后产生瘢痕，造成肌肉萎缩和粘连，妨碍脊柱正常活动，并可因此引起腰部疼痛症状。

1. 伸展型暴力

多发生在高空仰面坠落者，坠落的中途背部被物体阻挡使脊柱过伸，引起椎体前韧带及椎间纤维环前方破裂、椎体前撕脱骨折及棘突挤压骨折。

2. 垂直压缩型暴力

损伤的暴力与脊柱纵轴方向一致，垂直压缩椎骨使椎体产生爆裂性骨折。骨折块向四周散开呈爆裂状，后方骨块常进入椎管致使脊髓及脊神经受压。同时可伴有椎板纵行骨折及椎弓根间距加宽。

3. 屈曲型暴力

是最常见的损伤，受伤时处于腰部前屈体位。脊柱前部承受压应力，可引起椎体前后部承受强应力，造成椎体前方压缩及楔形改变，同时伴有棘上韧带断裂、分离甚至移位，使上一椎体前移；而脊柱后部承受的压力，可造成椎体后韧带结构受到牵张、断裂。

4. 屈曲旋转型暴力

暴力作用不仅使脊柱前屈，同时又使脊柱向一侧旋转，使屈曲和扭转两种力量同时作用于脊柱，造成椎间关节脱位。

5. 屈曲分离型暴力

常见于高速行驶的汽车发生碰撞时，躯干被安全带固定而上半身前移，造成安全带附近脊柱骨折或脱位，故也称为安全带型

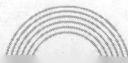

骨折。

6.平移型暴力

暴力通常比较大，可使相邻两椎体间的所有稳定结构受到破坏，椎间盘及韧带结构发生撕裂，对脊髓和马尾神经的损伤比较严重。

二、诊断

根据外伤史、症状、体征及影像学检查可作出明确诊断。

1.外伤史

除老年椎体压缩骨折以外，患者一般有外伤史，注意询问受伤姿势和暴力作用部位，估计损伤的类型和可能发生的组织损伤。

2.临床症状和体征

受伤部位疼痛，受伤椎体和上位椎体可出现角状后突畸形，腰部活动受限。腰椎骨折出现后腹膜血肿，可引起腹胀、腹痛。有合并脊髓损伤时，根据损伤的程度不同，出现相应部位的脊髓或神经根损伤症状。

3.影像学检查

X线片检查对诊断非常重要，对分型及指导治疗等有重要意义。应拍摄受伤胸腰椎正侧位 X 线片，必要时应加照斜位片或断层摄影。

三、治疗

（一）急救治疗

1.搬动患者

搬动患者时应避免扭转，应使脊柱稳定在不过伸、不屈曲、

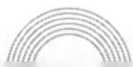

处于伸直的中立位。必须滚轴转移患者时，应避免使脊柱的任何部位过伸、屈曲或扭转，平抬至担架上再行搬运。

2. 激素的应用

激素的应用目的是抑制在生化改变第 2 期细胞受损的过程，故必须在伤后 8 小时内即使用。伤后 3 小时内最初 15 分钟为 30mg/kg；间隔 45 分钟以后的 2～3 小时中，则为每小时 5.4mg/kg。伤后第 3～8 小时应用的剂量是最初 15 分钟 30mg/kg；间隔 45 分钟以后的 47 小时中，则每小时 5.4mg/kg。

（二）保守治疗

1. 椎体压缩高度 < 1/5

年老体弱、不能耐受复位及固定者，可仰卧硬板床，在骨折部位垫薄枕。3 日后行腰背肌锻炼。约 2 个月骨折基本愈合后，可逐渐下地活动。

2. 椎体压缩高度 > 1/5

青少年及中年患者，可在镇痛药或局部麻醉后，采用俯卧躯干悬空复位法过伸复位。棘突重新互相靠拢和后突畸形消失提示压缩的椎体复位，可继续做过伸位石膏背心固定 3 个月，以后逐渐下地活动。

（三）手术治疗

1. 治疗方法

手术治疗与保守治疗方法之间，一直存在着争论与变化。目前普遍认为，虽然保守疗法有花费少、可避免手术并发症等优点，但缺点有不能使受损的脊柱得到解剖复位、可能加重后凸畸形和不能早期活动的限制。手术治疗已在很大程度上取代了非手术治疗，积极的手术治疗成为主要趋势。

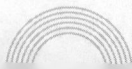

2.伴有脊髓损伤的手术时机

（1）进行性神经损伤是急诊减压手术的指征。

（2）对完全性脊髓损伤或静止的不完全性脊髓损伤，采用延迟手术还是早期手术固定仍存在不同看法。

3.手术指征

（1）不稳定骨折、爆裂骨折或合并脊髓受损。

（2）伤后脊髓、神经损伤趋于加重，且证明神经有压迫。

（3）维护脊柱矢状面、冠状面的关系，椎体高度压缩＞50％，脊柱后凸＞30°。

（4）完全性脊髓、神经功能损伤，虽不需要减压，但需要恢复脊柱生理弧度和稳定性。

4.椎体后缘骨折块的处理

这是选择手术方式的重要依据。传统观点认为，通过后纵韧带的牵张作用，可以使突入椎管的骨折片退缩复位，但也有相当的文献报道其复位并不充分。

5.后入路内固定器械

（1）非椎弓根螺丝钉系统　包括 Harrington 固定器械、Edwards 固定器械、Jacobs 锁钩固定器械、Luque 固定器械、Wisconsln 节段性脊椎钢丝棘突间固定器械。

（2）椎弓根螺丝钉系统　包括 Luque 椎弓根螺丝钉、改良 Dick 内固定器、RJ 系统、AJ 系统、CotrelDubousset、TSRH、Diapason、Isola、AO 脊柱内固定系统、SOCON、SSE、TENOL、MOSSMiami。

6.后入路手术的优点

（1）手术显露简单，可应用局部麻醉，创伤小，操作较容易，椎板切除后可清楚显露硬膜及马尾。可进行侧后方减压，解

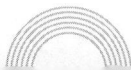

除椎体后缘凸入骨块对脊髓及马尾神经的压迫。

（2）通过椎弓根钉治疗腰椎骨折，固定节段少，可以最大限度保留脊柱的运动功能。

（3）固定效果，根据椎弓根内固定的力学基础，后路椎弓根螺钉有较好控制脊柱运动的能力，并将应力传递到前部椎体。能有效控制整个椎体的稳定性，具有三维固定和矫形作用。

（4）对于伴有椎板骨折及硬膜损伤的脊柱骨折，可同时进行椎板减压及硬膜修补。

7. 后入路手术的限制

（1）椎弓根螺钉及内置物过度负荷，可发生疲劳断裂。

（2）椎体复位后，高度虽然大部分恢复，但椎体内骨小梁结构并未同时恢复，致使椎体呈空壳样变，支撑能力降低。

（3）部分骨质疏松患者，术后发生螺钉在松质骨内因切割作用而致复位丢失。

（4）内固定取出后，容易发生椎体塌陷和矫正度丢失。

8. 前入路内固定器械

包括 Kaneda 前路脊柱固定器械、Z 钢板 ATL 前路固定系统、Anterior Thoracolumber Locking Plate、VentroFix、MACS TL。

9. 前入路手术的优点

（1）前路内固定，对维持脊柱前柱高度更可靠。

（2）可直接解除损伤的骨块、纤维环等组织对损伤节段脊髓的压迫。

（3）可直接在损伤节段椎体之间进行植骨。

（4）可以保留后柱结构的完整性。

10. 前入路手术的限制

（1）手术入路较复杂、损伤大、出血多。

（2）不能对脊髓及马尾神经进行探查或治疗。

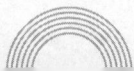

第五节
骨盆骨折

一、病因

骨盆骨折多由直接暴力所造成，间接暴力原因所致占少数。骨盆左右侧面或前后面被驰行车辆撞击，倒塌重物挤压及高处坠落伤等是常见原因，在地震灾害中的发生率可占 $10\% \sim 22\%$。

（一）直接暴力

1. 内旋暴力

重物直接砸击，如房屋倒塌时，骨盆侧方受重物直接砸击，暴力挤压骨盆两侧，多发生骨盆前部耻骨支或耻骨联合处骨折。如暴力强大，可引起骶髂关节正位，骨盆向对侧内旋、扭转移位。

2. 前后侧外旋暴力

暴力作用于骨盆前后侧，如患者跌倒俯卧或仰卧倒地，车轮碾过骨盆一侧时，前后侧挤压或撞击暴力可导致骨盆前、后部同时骨折，常有耻骨部和髋骨部联合骨折。也可能包括耻骨联合分离、骶髂关节脱位等。骨盆向同侧扭转，外旋移位。

3. 一侧骨盆受到纵向暴力

纵向剪式暴力作用于一侧骨盆，多见于交通事故，受伤一侧前后部骨折因同时受腹肌牵拉作用，常发生耻骨联合分离合并骶骨翼骨折，一侧耻骨上支、下支骨折合并同侧骶髂关节脱位等。

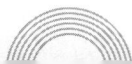

受伤侧骨盆向上移位。

4. 骶尾部暴力

暴力作用于骶尾部，如后仰或坐位摔倒，可致骶骨横断骨折合并尾骨脱位、尾骨骨折或脱位等，骨折远端向前移位。

（二）间接暴力

常由损伤时肌肉猛烈收缩引起撕脱骨折，多发生在髂前上棘、髂前下棘及坐骨结节。

（三）类型

根据骨折部位和产生后果的不同，骨盆骨折可分为 3 种类型。

1. Ⅰ型盆弓完整的骨折

（1）髂骨翼骨折。

（2）耻骨骨折。

（3）髂前上棘、下棘和坐骨结节撕脱骨折或骨骺分离。

（4）骶骨横断骨折。

（5）尾骨骨折脱位。

2. Ⅱ型一处盆弓断裂的骨折

（1）一侧耻骨上支、下支骨折。

（2）耻骨联合分离。

（3）一侧骶髂关节脱位，或一侧骶髂关节附近的髂骨骨折。

3. Ⅲ型两处以上盆弓断裂的骨折

（1）一侧耻骨上支、下支骨折合并同侧骶髂关节脱位或髂骨骨折。

（2）耻骨联合分离合并一侧骶髂关节脱位或髂骨骨折。

（3）两侧耻骨上支、下支骨折。

（4）耻骨联合分离合并一侧耻骨上支、下支骨折。

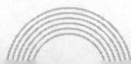

（5）耻骨联合分离合并一侧骶髂关节脱位。

（6）耻骨联合分离合并一侧髂骨翼骨折。

（7）髂骨骨折合并同侧耻骨上支、下支骨折。

（8）一侧耻骨上支、下支骨折合并骶髂关节脱位。

（9）骨盆环多处骨折。

二、诊断

1. 外伤史

应了解受伤时间、方式及受伤原因，伤后处理经过，输液情况，大小便情况等。女性应询问月经史，是否妊娠等。

2. 临床表现

（1）稳定骨折　为较低能量致伤，由于外力较轻，无合并盆腔内重要脏器损伤的并发症，全身情况趋平稳，骨折局部可有受伤痕斑。耻骨支骨折疼痛肿胀在腹股沟部及会阴部，可伴内收肌疼痛；骶骨横断骨折、髂骨翼骨折为局部肿痛；撕脱性骨折除局部疼痛常较剧烈外，有明显髋关节屈伸牵拉痛。

（2）不稳定骨折　由于骨盆失去稳定性，除疼痛及局部肿胀外，伴有明显功能障碍，常不能坐起、翻身困难。骨联合分离，可触到耻骨联合处的间隙加大及压痛；在骶髂关节及其邻近的纵行骨折，多伴有前环损伤，骨盆失去稳定，症状较严重，疼痛及活动受限明显；后环损伤侧的下肢症状较明显。在分离型损伤中，由于髂骨翼呈外翻状，使髋臼处于外旋位，患侧下肢常呈外旋畸形。

3. 体格检查

详细检查患者全身情况，明确是否存在失血性休克、盆腔内脏器损伤，是否合并颅脑、胸腹脏器损伤。其他一些检查，例如"4"字试验、扭转骨盆、骨盆分离试验（在急性严重骨盆骨折患

者不便应用)。

4.影像学检查

(1)X线检查　骨盆骨折作X线前后投照位,90%可获得骨折和类型的诊断。加拍出口、入口投照位的诊断率可达94%。X线检查不仅可明确诊断,还能了解骨折的部位及类型,并根据骨折移位的程度,判断骨折为稳定或不稳定及可能发生的并发症。骨盆的前后移位不能从前后 X 线片上判断。因为在仰卧位时,骨盆与身体纵轴成 40°~60°角倾斜,因此骨盆的正位片对骨盆缘的显示实际上是斜位。为了多方位了解骨盆的移位情况,应拍摄骨盆入口位及出口位 X 线片。

① 正位:正位的解剖标志有耻骨联合,耻坐骨支,髂前上支、下支,髂骨嵴,骶骨棘,骶髂关节,骶前孔,骶骨胛及腰 5 横突等,也可见显示其他骨性标志,如髂耻线、髂坐线、泪滴、髋臼顶及髋臼前后缘。耻骨联合分离>2.5cm,表示有骶棘韧带断裂及骨盆旋转不稳定;骶骨外侧和坐骨棘撕脱骨折,表示有旋转不稳定;腰 5 横突骨折,则为垂直不稳定的表现。

② 出口位:取仰卧位,X 线球管向尾侧倾斜 35°~40°角投射,能较好显示骨盆在水平面的上移及矢状面的旋转。尤其是可判断后骨盆环无移位的前骨盆环向上移位。出口位是真正的骶骨正位,骶骨孔在此位置显示为一个完整的圆形,可清楚观察到骶骨孔骨折、骶骨横行骨折、腰 5 横突骨折及骶骨外缘撕脱骨折。

③ 入口位:取仰卧位,球管向头侧倾斜 35°~40°角投射,能较好显示骨盆的前后移位,后骨盆环移位,外侧挤压损伤造成的髂骨翼内旋,前后挤压损伤造成的髂骨翼外旋,以及髂骨压缩骨折或髂骨翼骨折。

(2)CT 检查

① 优点:能较好显示骨及软组织损伤,特别是骨盆环后部

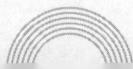

损伤及韧带结构损伤等，有助于判断骨盆旋转和前后移位、半侧骨盆移位和耻骨支骨折合并髋臼骨折。此外，对骨盆骨折内固定后，CT能准确显示骨折复位情况、内固定物位置以及骨折愈合情况。

② 限制：对骨盆垂直移位的诊断不及 X 线片。

（3）MRI 检查　适用于骨盆骨折的并发损伤，如盆内血管损伤、脏器的破裂等。骨盆骨折急性期则少使用。

三、并发症

骨盆骨折的主要危险在于其合并症，如失血性休克、尿道膀胱损伤、内脏破裂和重要血管断裂等。失血性休克是导致死亡的第一位因素，开放性骨折更会引起不可控制的大出血而致死亡，其中老年人占大多数。在骨盆腔内还有诸多重要脏器和神经，也可因骨盆骨折而受到不同程度损伤。

（一）出血性休克

高能量外力致伤的骨盆骨折可发生大出血，并很快出现休克，发生率可达 30％以上。出血的主要来源是海绵骨骨折、盆壁静脉丛及盆腔内中小血管损伤。

1. 出血来源

（1）骨折断端渗血　骨盆多为松质骨构成，血运丰富，骨折后断端可大量渗血，其出血量多少与骨折的严重度一致，这种出血不易止住，是发生出血性休克的一个重要出血根源。

（2）骨盆内血管出血　出血的危险性不仅仅是指大的动脉、静脉受损，还包括骨折表面的渗血不止及静脉丛受损，有时甚至几种出血源同时存在。骨盆中有 4 组血管。

① 后中环血管：包括髂腰动脉、静脉，骶外侧动脉、静脉，

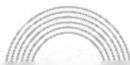

臀上动脉、静脉，主要供应骨盆后部的骨组织血运。当骨盆后段骨折如骶髂关节骨折脱位或髂骨骨折时，可损伤后中环血管。

② 前中环血管：包括闭孔动脉、静脉，阴部内动脉、静脉，髂外动脉、静脉及其分支。当耻骨、坐骨及耻骨联合骨折分离时，可伤及前中环血管。

③ 两侧侧环血管：两侧侧环是髋臼部，为双侧闭孔动脉、静脉及其分支。髋臼部骨折可伤及此血管。

④ 盆腔内静脉丛出血：盆腔内有丰富的静脉丛，其面积为动脉的 $10\sim15$ 倍，且静脉丛血管壁薄，弹性差，周围又多为疏松组织，缺乏压迫止血作用，当骨盆骨折时，极易伤及静脉丛，引起大出血。

（3）盆腔内脏破裂出血　盆腔内脏器如膀胱、直肠、女性的子宫和阴道被骨折端刺伤撕裂，可引起严重的出血。

（4）骨盆壁及邻近软组织撕裂出血　也是重要的出血源。

2. 诊断

（1）病史　有明确的外伤史，患者除主诉骨折部位疼痛外，还有腹部及腰部疼痛等。

（2）体征

① 一般症状：可有面色苍白、出冷汗、躁动不安、肢体发冷、口渴、脉搏快、少尿或无尿、收缩压下降及脉压减小等。

② 局部体征：下腹部、腰部、会阴部及大腿中上段可见皮肤肿胀、皮下瘀斑，可触及明显的皮下血肿。

③ 腹膜刺激征：出现腹痛，腹胀，腹部肌紧张，腹部压痛、反跳痛及肠蠕动减弱等。注意与腹腔内脏器破裂相鉴别。

（3）X 线表现　一般可见骨盆环有 2 处以上骨折、骨盆后部骨折脱位或骨盆粉碎骨折。

（4）腹膜后血肿与腹腔内出血、脏器破裂的鉴别

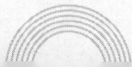

①　单纯腹膜后血肿引起的腹肌紧张和压痛，越近后腰部越明显，越近前腹部越轻微。且多局限于伤侧及下腹部，有时局部可稍隆起。腹肌紧张程度于深呼吸时检查常可减轻。腹腔内脏损伤则可引起全腹肌紧张和压痛，肌紧张程度较重，有时可达"板样"程度，腹部呼吸常减弱或消失。

②　腹膜后血肿的叩诊浊音区，不因体位改变而移动，肝浊音区不变，听诊时肠鸣音在伤侧可减弱或消失。而腹腔脏器出血，可出现移动性浊音，胃肠穿孔者并有肝浊音区消失。

③　腹腔穿刺，如抽出血液或液体对诊断腹腔脏器伤很有价值，但须注意假阳性，因在巨大腹膜后血肿隆起靠近前腹壁者，亦可抽出血液。

④　腹膜后间隙注射 0.25％ 奴夫卡因，如系腹膜后血肿所引起的假性腹膜刺激症状注射后可减轻或消失，而在腹腔脏器伤引起的腹部症状，则注射后无改变。

⑤　腹膜后血肿，腹腔灌洗为阴性；腹部 X 线平片示腰大肌阴影模糊；CT 扫描可发现后腹血块，MRI 检查可发现主干血管及较大分支损伤；DSA 检查可明确出血部位。

⑥　腹腔内出血、脏器破裂，腹腔灌洗有胃内容物，白细胞计数增高，涂片见大量细菌；腹部 X 线平片示腰大肌阴影清楚；CT 扫描和 MRI 检查可发现实质、空腔脏器损伤；DSA 检查可明确具体脏器损伤出血部位。

（二）泌尿道损伤

1.前尿道损伤

骨盆骨折并发前尿道损伤，可发生所谓"桶柄状"骨盆骨折，受伤机制是前尿道被外力挤压于耻骨两弓之下，外力造成耻骨骨折而损伤前尿道，可分为部分或完全尿道断裂。根据外伤史、体检、尿道逆行造影不难诊断。询问病史可发现有上述特征性受伤机制，主要症状有尿急，但排尿时不能排出，出现尿潴留，阴茎及阴囊部肿痛。体检可发现会阴部有血迹，深阴茎筋膜完整者可见阴茎部尿液外渗；深阴茎筋膜被穿破则可见下腹、阴囊、会阴部尿液外渗，尿道完全断裂时无法插入导尿管，肛门指诊发现前列腺移位，尿道逆行造影可确诊。

2. 后尿道损伤

耻骨联合分离及耻骨支骨折的严重程度，一般能反映后尿道损伤的情况，常导致尿生殖膈及其以上部后尿道损伤，尿道膜部比前列腺部更易受到损伤。主要症状为会阴部及下腹部胀痛，有尿意但不能排尿，如为不完全断裂，则可有血尿，尿道口流血或有血迹。体检发现会阴部、下腹部、阴囊部尿液外渗，试插导尿管受阻，肛门指诊发现前列腺向上回缩，可触及柔软、有波动的肿块。尿道膀胱逆行造影可确诊。部分撕裂伤应细心放入软导尿管，不可粗暴放入较硬的导尿管，以免增加尿道损伤，甚至插入尿道损伤处以外。保留导尿管 10～20 日，然后定期扩张尿道，防止尿道狭窄。

3. 膀胱破裂

发生率约为 4％，空虚的膀胱比较有游动性，很少直接受伤，而充盈的膀胱游动性小且体积大，易受直接打击损伤或被骨折刺伤。因膀胱前壁与耻骨支无紧密粘连，故耻骨联合分离一般并不损伤膀胱。膀胱破裂可以是腹膜内或腹膜外，或两处同时存在。诊断可根据外伤史、下腹部痛、伤前较长时间未排尿而伤后有尿意但排不出、有血尿或尿道口有血迹。早期可无腹膜刺激征，但稍后出现明显的腹膜刺激征，上腹部有明显压痛、反跳痛、肌紧张，此点可与其他器官破裂相鉴别。向膀胱内注射少量无菌生理盐水，如未能回抽出或回抽量明显少于注入量，则表明膀胱破裂，可行膀胱造影确诊。膀胱破裂应进行手术治疗探查与

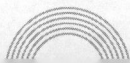

缝合。

（三）女性生殖道损伤

子宫及阴道前有膀胱、尿道及耻骨联合，后有直肠及骶尾部，故子宫及阴道发生裂伤时常并发其前后脏器伤。损伤的原因除骨折端刺伤生殖道外，还可由于受伤时双腿分开呈骑跨式撕裂会阴。阴道破裂与骨折相通，则可引起深部感染。

诊断上有明确的外伤史，X 线片显示严重骨盆骨折。下腹部、会阴部疼痛，非月经期流血，体检发现会阴部皮下淤血、局部血肿，阴道指诊触痛明显，可触及骨折端及阴道破裂口，直肠指诊触及骨端。B 超下腹部有时可发现子宫破裂、下腹部血肿。对女性骨盆骨折应注意行肛门指检及检查阴道（已婚者），应及时修补破裂的阴道。

（四）直肠损伤

直肠或肛管损伤，主要由坐骨骨折片移位或骶骨骨折端直接刺伤所引起。其重要性不仅在于肠道损伤本身，且常常是盆腔感染的主要来源，盆腔感染又是主要的死亡原因之一。

肛门出血是直肠或肛管损伤的主要症状，可有下腹痛及里急后重感，其中肛门渗血是重要体征，应常规肛检。直肠裂伤应予修补并做结肠造口，低位直肠裂伤常不能满意地缝合肠壁破损处，必须做局部引流，经会阴的引流应达盆膈以上，使坐骨直肠凹完全敞开。清创要彻底，尽量用附近有活力的组织覆盖已暴露的骨折端。腹股沟及其他适当位置也均应安置负压引流，同时合理使用抗生素。

（五）神经损伤

损伤多由于神经行经部位的骨折脱位所致。如骶骨骨折、骶

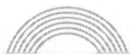

髂关节脱位应考虑骶1、骶2神经损伤；严重的半骨盆移位应考虑腰丛或骶丛神经干损伤；髂骨或坐骨骨折应考虑坐骨神经损伤；髋臼骨折、耻骨骨折有可能损伤闭孔神经。

神经损伤后出现该神经支配区运动、感觉障碍，表现为臀肌、腘绳肌及小腿后肌的麻痹。骶骨骨折合并神经损伤，多系牵拉伤或血肿压迫致伤，采用保守治疗后，症状多可逐渐好转或消失，仅少数需要手术治疗。对骶1、骶2神经损伤导致坐骨神经痛，可先保守治疗，无效可手术探查。伴有足下垂者，75％保守治疗无效，应尽早手术探查减压。骶管区骨折伴大小便功能障碍，手术椎板减压效果优于保守治疗。

四、治疗

骨盆骨折多发伤的治疗原则是：首先治疗威胁生命的颅脑、胸部、腹部损伤及失血性休克等，其次是设法保留损伤的肢体，再次才是骨盆骨折本身的治疗。腹腔脏器损伤，无论是实质脏器出血或空腔脏器破裂，均应在抗休克的基础上早期手术探查。

（一）稳定型骨折的治疗

1.髂骨翼骨折

骨折片或大或小，但骨折线均不贯通髂骨盆弓，故移位一般不明显，偶尔稍向内或中线移位。骨盆功能无明显影响，不需整复骨折。以仰卧位卧床4~5周，即可逐渐离床活动。

2.单纯前环耻骨支或坐骨支骨折

骨盆主弓未受影响，故骨折移位不明显，骶髂关节的位置无改变。不论单侧或双侧，除个别骨折块游离突出于会阴部皮下需手法压回，以免畸形愈合外，一般均不需整复骨折，在站或坐时，均不影响骨盆的稳定性和体重传导。仰位卧床2~3周，即

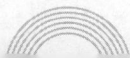

可起床活动。

3.髂前上棘、下棘和坐骨结节撕脱骨折或骨骺分离

髂前上棘、下棘撕脱骨折，屈髋屈膝位卧床休息 3～4 周；坐骨结节撕脱骨折或骨骺分离，伸髋伸膝位卧床休息 3～4 周；之后下地练习活动，一般 8 周可恢复功能。

4.骶骨、髂骨裂隙骨折

骨折片无明显移位时，可用气垫保护，卧床休息 4～5 周，即可起床活动。如远侧骨折段有明显向前移位，可用手指从肛门内向后推挤复位。需要内固定的骶骨骨折，可采用后方入路，行骨折复位内固定。内固定方式有盆内钢板螺钉内固定，骶髂螺钉内固定或髂骨螺栓固定等。

骶骨骨折可因牵拉或骨折片直接损伤神经，甚至造成严重后果。损伤位置可在骨折部位的上方或下方，腰 4～骶 2 神经根损伤可出现膝关节以下活动和感觉障碍。骶 3～5 神经根损伤表现为会阴部感觉障碍，生殖、泌尿系统和性功能障碍等。

5.尾骨脱位或骨折

无移位骨折不需特殊治疗，卧床休息 2～3 周则可，1～2 个月内坐位时垫气圈保护，注意避免大便秘结。有移位骨折，可用手指伸入肛门内将骨折远端向后推挤复位。经治疗尾骨痛仍不减轻的可以考虑手术切除尾骨。术后休息 3～4 周，多数局部疼痛症状消失，少数女性仍未痊愈，可做对症治疗，坐位时用气圈保护。

（二）不稳定性骨折的治疗

主要对后环损伤类型进行复位治疗。虽然表现为前环及后环的联合损伤，但关键是针对后环损伤引起的变位的治疗。前后环联合损伤的治疗如下。

1. 牵引疗法

大部分骨盆骨折可应用牵引方法进行治疗。通过牵引，能有效解除肌肉痉挛，减少骨折端局部刺激，改善血液循环，达到固定肢体、减轻疼痛、纠正骨折畸形、促进骨折愈合和方便治疗及护理的作用。牵引重量为体重的 $1/7 \sim 1/5$，骨折复位后再维持重量继续牵引 6 周直至骨性愈合。可根据骨折损伤机制和类型采取相应的牵引方法。

（1）侧方压缩型

① 适应证：无明显移位骨折，前环骨折，前环、后环有移位骨折，前环、后环损伤或明显不稳定，对侧半盆旋转等。

② 牵引方法：应用双下肢牵引，适当辅助使用手法复位，可采用"4"整复手法，即将髋关节屈曲、外展，膝关节屈曲，患侧足置于健侧膝前，双腿交叉呈"4"字形，术者一手固定骨盆，另一手向下压膝关节，使之向外轻度旋转，达到复位。也可采用手掌自髂骨嵴内缘向外按压，纠正髂骨内旋畸形，然后再行骨牵引。

（2）前后压缩型

① 适应证：轻微耻骨联合分离，骶髂关节前侧间隙增宽，耻骨联合明显分离或伴有耻骨支骨折，耻骨联合明显分离或伴有耻骨骨折、骶髂关节破裂等。

② 牵引方法：基本方法同上述。如为一侧骨盆外旋伴向后移位，可做双侧股骨髁上牵引。必须注意防止过度向中线挤压骨盆而致相反方向畸形。对骶髂关节脱位的牵引重量可加大，时间不少于 8 周，以免在韧带愈合前又发生向上移位，重量轻和减重早是导致再脱位的主要原因。

（3）垂直压缩型

① 适应证：耻骨联合分离或耻骨纵行骨折、骶髂关节破裂、

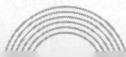

半盆向头侧移位等。

② 牵引方法：先作双侧股骨髁上或胫骨结节牵引，以纠正上、下移位和固定骨盆，有明显向上移位的一侧可加重牵引重量。3～5日后拍X线片证实上、下移位纠正后，加用骨盆兜带悬吊牵引，以纠正侧方移位。

2.手法复位

手法复位可加重骨折端的出血，一次手法复位可导致骨折端的出血达500mL，因此，临床上应尤为谨慎使用。

3.手术治疗

（1）手术方法　包括切开复位内固定和外固定器固定。

（2）手术时机　耻骨联合分离可急诊手术固定，多数骨盆后侧损伤的复位固定常需延后处理。依据患者的一般情况而定，原则上应尽早固定不稳定的骨盆骨折。对于血流动力学稳定的患者，手术治疗应在伤后14日内进行，最好在伤后7日左右，有些病例可能延后2～3周。

（3）内固定材料　骨盆骨折的器械种类颇多，手术者必须熟悉各种器械的功能和作用，才能在术中熟练应用。

（4）技术要求　术者必须十分熟悉骨盆相关的局部解剖关系，具有娴熟的外科操作技巧及丰富的处理术中突发事件的能力和经验，才能胜任手术，从而避免并发症的发生。

（5）手术适应证　切开复位内固定的适应证尚不统一，主要依据是骨盆环是否稳定和不稳定的程度。

① 前环外固定后，后环有明显移位，需要能够及早复位的多发伤。

② 经保守治疗后，骨折移位＞1cm，耻骨联合分离＞3cm，合并髋臼骨折的多发伤。

③ Ⅱ型、Ⅲ型骨折及多发伤。

4. 内固定方法

（1）耻骨联合分离

① 适应证

a. 耻骨联合分离＞25cm。

b. 有分离移位的Ⅲ型不稳定骨盆骨折。

c. 合并脏器损伤早期需剖腹探查。

d. 耻骨联合交锁。

② 麻醉：全麻或连续硬膜外麻醉。

③ 体位：仰卧位。

④ 手术入路：采用耻骨联合上横切口入路。

⑤ 复位与固定：在腹直肌前方将 Weber 钳置于双侧耻骨体上，对于前方移位，产生适当的复位力量，使钳尖在耻骨联合复位后位于相同水平。伴骨盆向头侧移位的骨折复位较困难，可用骨盆复位钳协助复位。先在两侧耻骨联合的前方各拧入 1 枚 4.5mm 的螺丝钉，在有后方移位的一侧，将螺丝钉通过骨盆内小钢板的滑动孔拧入骨内，在骨盆内用螺母固定。复位满意后，可采用直重建钢板或弧形重建钢板来进行固定，一般选用 4～6 孔钢板、3.5mm 螺钉，放置于耻骨联合上方固定。如存在骨盆垂直或后方不稳定，可在耻骨联合前方再用一块直钢板固定。如果伴有一侧耻骨上支骨折，应增加钢板的长度，同时固定耻骨上支骨折。钻孔时可将示指放置于耻骨后间隙，防止损伤膀胱。

⑥ 术后处理：耻骨后间隙放置引流管，48 小时后根据引流量决定是否拔出，单纯耻骨联合分离可于术后 4 周部分负重行走。

（2）耻骨支骨折

① 适应证：只有在骨折移位显著、骨盆后环结构不稳定和多发伤时才需要内固定。

a. 有明显移位的不稳定Ⅲ型骨盆损伤。

b. 骨折倾斜移位的耻骨支骨折端刺入阴道。

c. 伴有髋臼前柱或前壁骨折。

d. 合并股动脉或股神经损伤。

② 麻醉：全麻或连续硬膜外麻醉。

③ 体位：患侧垫高，仰卧位或健侧卧位。

④ 手术入路：采用耻骨联合上横切口入路，如骨折邻近髋臼，可采用髂腹股沟入路，切口稍偏向伤侧。

⑤ 复位与固定：可使用持骨钳或点式复位钳在直视下复位。复位有困难时，可使用 Farabeuf 钳进行复位。骨折复位后，可用直径 2.0mm 的克氏针自耻骨联合的外方向后外侧贯穿骨折端，作为临时固定，以便于在去除复位钳后放置钢板。对于耻骨下支骨折，一般不必强求耻骨下支的解剖复位。耻骨支的内固定，可选用 6 孔塑形与耻骨的外形吻合的重建钢板固定，可利用钢板对耻骨支残留的移位进行更好的复位，也可用 3.5～4.5mm 的长皮质骨螺钉对耻骨支进行固定。

⑥ 术后处理：单纯耻骨支骨折术后卧床 4 周，Ⅲ型骨折术后制动时间可延长至 8 周。

（3）髂骨体及髂骨翼骨折

① 适应证：影响骨盆环稳定的单纯髂骨体及髂骨翼骨折。

② 麻醉：全麻或连续硬膜外麻醉。

③ 体位：根据骨折的部位，采用俯卧位或健侧卧位。

④ 手术入路

a. 较常采用前方入路，沿髂嵴近端 1mm 处做弧形切口，前端可达髂前上棘以远 3～4cm，后端至髂后上棘。

b. 后方入路，以髂后上棘为起点，向远端做长 10cm 垂线切口，可显露髂骨及髂骨翼后方的骨折。

⑤ 复位与固定：沿髂骨内板剥离髂肌，显露髂骨翼前方的

骨折。使用持骨钳复位，如有困难，可在骨折两端的髂嵴上各打入1枚复位螺钉，用 Jungbluth 或 Farabeuf 钳复位。髂骨翼的骨折可选用重建钢板或拉力螺钉进行固定，也可用拉力螺钉结合钢板固定。

⑥ 术后处理：于髂窝处放置引流管，防止血肿形成。

（4）骶髂关节骨折脱位前路内固定

① 适应证

a. 垂直不稳定的Ⅲ型骨盆骨折。

b. 不稳定的骨盆后侧结构损伤合并髋臼骨折。

c. 不稳定的通过骶髂关节的损伤，骨折移位>1cm。

d. 移位严重的骨盆Ⅱ型骨折。

e. 闭合复位及外固定失败者。

② 麻醉：全麻。

③ 体位：健侧卧位，患侧垫高。

④ 手术入路：选择沿髂嵴弧形切口入路，始于髂嵴最高点，在手指触摸指引下，沿髂嵴向前下延伸，止于髂前上棘远端4～5cm。逐层切开腹外斜肌、腹内斜肌和腹横肌，在骨膜下和髂骨内板之间向内下剥离髂肌，显示骨盆环，向后方继续剥离可接近骶髂关节。屈髋、屈膝，使髂肌松弛，有利于解剖显露。

⑤ 复位与固定：显露骶髂关节后，可通过提拉挤压方法，用持骨钳或点式复位钳钳夹在髂嵴的内外侧进行复位。如因骶髂关节面出现交锁导致复位困难时，可在骶骨岬和髂骨上分别置入锚定螺钉，然后以 Jungbluth 钳钳夹锚定螺钉，先稍作骨折端撑开，再调作复位并固定。可选择4孔重建钢板或2块3.5mm的动力加压钢板跨越骶髂关节做固定。可平行放置2块塑形后钢板，用全螺纹螺钉固定，一般骶骨岬上只能放置1枚螺钉，螺钉固定应选择在髂骨后上方把持力较好的骨质处。

⑥ 术后处理：放置引流管。前路固定骶髂关节常难以达到

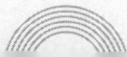

坚实的固定效果，术后应避免早期负重。

（5）骶髂关节骨折脱位后路内固定

① 适应证

a. 经骶骨骨折的骨盆后方不稳定骨折。

b. 髂骨后方骨折合并骶髂关节骨折移位。

c. 骨盆骨折合并腰骶连接部损伤。

② 麻醉：全麻或连续硬膜外麻醉。

③ 体位：标准体位是俯卧位，也可选择侧卧位。将患者放置在垫上，垫高、支撑腹部和胸部，有利于髂骨翼显露。另一种体位是取侧卧位，患侧在上。为了能保证骶骨后方螺钉固定的准确，在开始手术以前，应先用"C"形臂X线机透视，确保能够获得满意的骨盆前后位、出口位和入口位影像。

④ 手术入路：根据骨折类型，选择髂后上棘内侧或外侧直切口。外侧切口适用于髂骨翼骨折或骶髂关节脱位固定，内侧切口适用于骶骨骨折固定。切口从髂嵴最高点至髂后下棘水平，从髂嵴的外侧面剥离臀大肌和外展肌。

⑤ 复位与固定：显露骶髂关节，清理骨折断端和骶髂关节间的骨折碎片或凝血块。在台下患肢牵引配合下，将点式复位钳的一边置于髂骨上，另一边放在髂骨棘突上进行复位。可用示指绕过坐骨大切迹，探查骶髂关节前方关节面的对合情况判断关节复位效果。经坐骨大切迹、跨过骶髂关节放置复位钳作临时固定时，复位钳的一个爪放在骶1～骶2水平骶孔的外侧，要注意防止损伤邻近发出的神经根。透视确定复位准确后，髂骨翼的骨折可用拉力螺钉固定，也可用钢板沿髂嵴下缘加强固定。如有骶髂关节脱位或骶骨骨折，可用骶髂关节拉力螺钉固定。

⑥ 术后处理：放置引流管，术后应避免早期负重。

（6）骶髂关节骨折脱位经皮拉力螺钉固定

① 适应证：骶髂关节拉力螺钉内固定是骨盆环后路固定的

一种方法。通过对骶髂关节的垂直加压固定，可用于基本结构完整的骶髂关节脱位或不稳定的骨折脱位。这种手术的技术要求较高，必须能够准确地摆好"C"形臂 X 线机的投照位置，以获得前后位、出口位和入口位 3 个影像，在影像监视引导下进钉。

② 麻醉：全麻或连续硬膜外麻醉。

③ 体位：作股骨或胫骨牵引，置于牵引手术床。俯卧位有利于显露骶骨及髂棘，侧卧位影像监护较困难，不适用在脊髓损伤患者。

④ 复位与固定：经骶孔骨折必须解剖复位，才能防止骶神经根夹在移位的骨折块内造成损伤。如果闭合不能达到解剖复位，则需在俯卧位做切开复位。将"C"形臂旋转到前、后像位置，确认出口位和入口位影像方向正确以后，插入钻头或导针，用长度 32mm、直径 7mm 的空心钉固定，必须有把握将螺钉插入骶骨体。注意骶 1 节段上部的螺钉路径不能朝向骶岬，以防进入腰 5～骶 1 间隙，应在椎体的中 1/3，并避免从前方进入骶骨翼。

⑤ 术后处理：放置引流管，术后应避免早期负重。

5. 骨外固定器固定

（1）优点

① 可迅速稳定骨折、纠正骨盆变形、控制出血，消除休克的病因。

② 有利于稳定血凝块和血管断端血栓形成。

③ 便于对多发损伤的同步治疗。

④ 避免传统的布兜悬吊牵引后，因骶部受压引起压疮和（或）加重侧方挤压型骨折发生重叠畸形。

⑤ 不需作下肢骨牵引，便于早期活动，减少并发症。

⑥ 操作简便，创伤小，便于推广。

（2）适应证

① 不稳定骨盆骨折、脱位，尤其是合并休克、多发性骨折或内脏损伤。

② 旋转不稳定或旋转伴垂直不稳定骨盆骨折。

（3）禁忌证

① 穿针处有皮肤感染或皮肤病。

② 不能配合外固定治疗。

③ 严重粉碎骨折无法穿针的髂骨骨折。

④ 骨质疏松为相对禁忌证，术后护理和下地负重要谨慎。

（4）器械选择 外固定器形式多样，基本结构由针、针夹和连杆三部分组成。

① 组合式骨盆外固定器：由双侧连杆固定穿在髂骨内外板间的 3 枚半针，弧形连接杆和加压杆连接组成。穿在髂骨的半针被钢针固定夹固定在连杆上，每个固定夹和半针为可独立活动的组合体。

② Bastiani 骨盆外固定器：适应证与组合式骨盆外固定器相同，使用方法同长骨 Bastianl 外固定器。

（5）术前准备

① 旋转不稳定骨盆骨折：术前须行伤侧下肢皮牵引，可减少翻身护理时产生的骨盆内、外旋不稳定。

② 垂直不稳定骨盆骨折：术前行股骨远端或胫骨结节牵引，有利于骶髂关节复位和维持稳定。

③ 常规作骨盆前后位及入口 X 线片，必要时作 CT 扫描。

④ 准备组合式骨外固定器和相应配套工具及其他常规骨科器械。

⑤ 骨盆区备皮、术前留置尿管，备皮范围包括双侧髂嵴周围及会阴部，紧急情况可不必做会阴部准备。

（6）手术设计

① 旋转不稳定骨折：通过穿入髂骨的半针和连接杆使外固定器和髂骨成为一个整体，同时通过对侧髂骨上的半针和连接杆，与对侧的髂骨固定成为一个稳定整体。

② 垂直、旋转不稳定骨盆骨折：外固定器不能保持有半盆向头侧移位的骨折，对此应加用患侧骨牵引，以防止半盆上移。

③ 四肢骨折单边外固定器可用于急诊固定骨盆。

（7）麻醉　紧急抢救休克时可采用局麻；与其他手术同时进行可采用全麻；单纯骨盆手术可采用椎管内麻醉。

（8）体位　取仰卧位，略屈膝、屈髋。

（9）安装步骤　在双侧髂前上棘后方处的皮肤上作一标记，再距此处 3～5cm 和 6～10cm 处皮肤作出标记。顺序自 3 个标记处经皮在髂骨翼内外板之间分别用直径 5mm 螺纹针钻入 4～5cm，如使用 2.5mn 直径骨圆针时钻入深度可达 7～8cm。根据不同外固定器针夹的设计，3 针采用平行或不平行穿入。用针夹把持住穿入 3 针的尾部，再用连接杆将两侧针夹连成一体。根据骨盆骨折移位方向，通过牵引矫正骨盆上移后，调整连接杆，纠正骨盆旋转畸形。透视证实复位满意后，拧紧外固定器各固定旋钮。固定期间应定期拍片复查，并根据情况调整外固定器。为了加强髂骨把持骨针的固定效果，可采用在髂前下棘处平行穿入两针的方法。此外，为了控制出血和稳定后环，可使用开叶型外固定器或 AO 抗休克钳，作为急诊临时固定。

（10）各种类型骨折脱位的处理

① 耻骨骨折及耻骨联合分离：单侧骨折和单纯分离可采用一般构型。双侧骨折移位明显且不稳定，可在耻骨上加穿半针固定。

② 髂骨粉碎骨折：髂骨粉碎无法穿针时，可在髂前下棘进

针，髂前下棘区有坚厚的皮质骨，穿针后可获得较好把持力。

③ 垂直、旋转不稳定骨折：目前的外固定器还不能很好地控制垂直，旋转不稳定，需要结合牵引或内固定。术后下肢骨牵引3～4周，外固定器固定时间为8～12周。

④ 髋部骨折与脱位：伤情复杂的髋部骨折与脱位，如髋关节中心型脱位，早期可结合滑动牵引逐步复位，复位后再用骨外固定器固定，或使用特殊构型的外固定器。

（11）特殊构型的骨盆外固定器　适用于髋关节后脱位合并髋后唇粉碎性骨折、大块骨折复位后关节不稳定，以及不宜手术治疗的儿童或青年股骨颈和粗隆部粉碎性骨折。此外，还可用于髋关节感染，儿童股骨头缺血性坏死和股骨颈骨折不愈合等。

（12）注意事项

① 抢救休克时不要强求复位，可在局麻下大体复位后固定即能取得较好的临床效果，生命体征稳定后可再次进行复位调整。

② 复位时应使用手法进行整复，不能依靠固定针、连接杆和加压杆的提拉。加压杆只能在固定结束后进行微量的加压和延伸。伤后1周以上的患者，术前需作牵引，否则复位困难。

③ 穿针操作注意髂骨倾斜角度，防止固定针穿出内外板影响固定效果。穿针时可在外板外侧面用克氏针定位。钻孔时只钻透髂骨即可，不需扩孔。凭手感可判断是否拧入半针穿出内外板，固定针安放后，通过摇动检查稳定情况。

④ 耻骨穿针应避免损伤周围血管、神经、膀胱、尿道等。

⑤ 髂前下棘穿针应防止进入髋臼，可使用X线透视鉴别。

⑥ 垂直不稳定骨折脱位，必须结合其他方式进行固定，否则容易发生再移位。

（13）术后处理　针孔包扎及护理，使用抗生素3～5日。允许翻身，3～5日后可自行坐起。去除伤侧下肢骨牵引后，先在床上锻炼 2～3 日后可下地活动。拆除外固定器时间：垂直不稳定骨折为 10～12 周，旋转不稳定骨折为 6～8 周。髋部骨折脱位固定时间一般为 6～8 周，必要时可延长至 12 周。去除固定针后，2～3 日内限制活动，根据局部情况，必要时可使用抗生素 3～5 日。

（14）并发症及防治

① 钢针松动：钢针松动的原因是进针深度过浅，钢针穿出内板或外板，护理不当导致固定器抬起过度以及钻孔过大、反复穿针等。早期钢针松动可直接影响外固定的强度，增加针道感染率。为减少钢针松动率应注意：用直径 2.5mm 钻头、髂嵴皮质后不扩孔，直接将直径 4mm 螺纹半针拧入髂骨内外板之间；一次缓慢拧入半针，注意不能反复进出；进针深度足够；组装连接杆时，如钢针偏移或偏短，应加垫片避免单针应力集中；术后护理不可试图抬起外固定器或进行翻身。

② 针道感染：骨盆穿针比较容易松动，发生原因与钢针松动及术后护理有关。

③ 复位不满意：旋转不稳定骨折复位不满意，可在 X 线透视下松开两侧连接半针固定杆的弧形弓，作手法复位后重新固定。垂直不稳定骨折须辅助牵引或加大牵引重量，必要时切开复位。

④ 钢针穿入髋关节：髂前上棘下穿针进针过深，可进入髋关节。

⑤ 损伤血管、神经：比较少见。

6. 特殊类型的骨盆骨折

（1）儿童骨盆骨折　儿童骨盆环弹性强，吸收外力的能力比成人好，因而儿童骨盆骨折的发生率很少。治疗常以保守治疗为主，20 世纪 90 年代以来采用手术固定渐趋增多，并获得较高治愈率。

（2）女性骨盆骨折　对女性骨盆前环骨折移位者应常规作阴道检查，避免漏诊。对合并阴道、外阴损伤，应及时修复；对骨盆环变形应尽量取得较好复位；对耻骨骨折移位压迫阴道者，应手术复位固定或切除压迫阴道的骨折端。

（3）开放性骨盆骨折　开放性骨盆骨折的治疗原则与四肢开放性骨折相同，即充分清创后一期、延迟一期或二期闭合创口，与直肠相通的损伤按直肠损伤处理。对骨折的处理一般采用外固定器或牵引治疗，创口污染轻微能一期闭合创口时，也可行内固定治疗。

（4）皮下、筋膜大面积剥脱合并骨盆骨折　对软组织损伤和骨盆骨折的治疗应统一考虑，合理安排，清创术可于骨盆手术固定之前或同时进行，常需要延迟一期或二期闭合创面。以防清创不彻底招致感染波及骨髓。

（5）浮髋损伤　有移位的骨盆前后环骨折合并同侧股骨干骨折称为浮髋损伤，治疗以手术固定为首选，并应先固定股骨干骨折。

第五章

手部骨折

第一节
腕部骨折

腕部骨折是临床上常见的骨折类型之一，通常涉及桡骨远端、尺骨远端或腕骨。腕部骨折的发生率较高，尤其是在老年人和运动员中。

一、病因

腕部骨折的病因多种多样，主要包括以下几类。

1. 外伤

跌倒时用手撑地是最常见的病因，尤其是在老年人中。运动损伤、交通事故、高处坠落等也是常见原因。

2. 骨质疏松

骨质疏松症患者骨密度降低，轻微的外力即可导致骨折。

3. 重复性应力

某些职业或运动（如体操、举重等）可能导致腕部反复承受应力，最终引发应力性骨折。

4. 病理性骨折

某些疾病（如骨肿瘤、感染等）可能导致骨骼强度下降，此时轻微外力即可引发骨折。

二、诊断

腕部骨折的诊断主要依靠病史、体格检查和影像学检查。

1.病史

详细询问受伤机制、时间、症状等。

2.临床表现与体征

腕部骨折的临床表现因骨折类型和严重程度而异，常见症状如下。

（1）疼痛　骨折部位剧烈疼痛，尤其在活动或受力时加重。

（2）肿胀　骨折后局部软组织损伤，导致肿胀。

（3）畸形　骨折端移位可能导致腕部外观畸形。

（4）功能障碍　腕部活动受限，握力下降，无法完成日常活动。

（5）压痛　骨折部位有明显压痛。

（6）骨擦感　骨折端摩擦时可能感觉到骨擦感或听到骨擦音。

检查腕部肿胀、畸形、压痛、活动度等。

3.影像学检查

（1）X线检查　常规正侧位 X 线片可明确骨折类型和移位情况。

（2）CT扫描　复杂骨折或 X 线片不明确时，CT 扫描可提供更详细的骨折信息。

（3）MRI检查　怀疑软组织损伤或隐匿性骨折时，MRI 检查有助于诊断。

三、治疗

腕部骨折的治疗目标是恢复腕部的解剖结构和功能，治疗方法包括保守治疗和手术治疗。

1.保守治疗

适用于无移位或轻微移位的骨折。

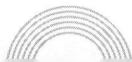

（1）石膏固定　　使用石膏或支具固定腕部，通常固定 4～6 周。

（2）手法复位　　对于有移位的骨折，可在麻醉下进行手法复位，然后用石膏固定。

（3）药物治疗　　使用止痛药和抗炎药缓解症状。

2. 手术治疗

适用于严重移位、不稳定骨折或保守治疗无效的病例。

（1）内固定术　　使用钢板、螺钉、克氏针等内固定器材固定骨折端。

（2）外固定术　　对于严重粉碎性骨折或软组织损伤严重的病例，可使用外固定支架。

（3）关节镜辅助手术　　对于涉及关节面的骨折，关节镜辅助手术可提供更精确的复位和固定。

3. 康复治疗

无论保守治疗还是手术治疗，康复治疗都是重要环节。

（1）早期功能锻炼　　在医生指导下进行早期功能锻炼，防止关节僵硬和肌肉萎缩。

（2）物理治疗　　使用热敷、超声波、电刺激等物理治疗方法促进愈合。

（3）职业治疗　　帮助患者恢复日常生活和工作能力。

4. 预后

大多数腕部骨折患者经过适当治疗后预后良好，但部分患者可能出现并发症，如关节炎、腕管综合征、慢性疼痛等。因此，及时诊断和规范治疗至关重要。

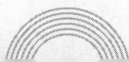

第二节
指骨骨折

指骨骨折作为手部最普遍的骨折类型，亦被称为竹节骨折。该骨折可发生于任何指骨，且多发于成人。其发病率在四肢骨折中居于首位。

一、病因

指骨骨折可由直接或间接暴力引起，但以直接暴力为主。骨折类型多样，包括横断、斜行、螺旋形、粉碎性或波及关节面等。闭合性骨折中横断骨折较为常见，斜行骨折次之。开放性骨折则以粉碎性骨折为主。

1. 近节指骨骨折

该类型骨折多由间接暴力引起，以骨干骨折为主。由于骨折近端受骨间肌、蚓状肌的牵引，骨折远端受肿胀肌腱的牵拉，常导致向掌侧成角畸形。若颈部骨折，由于受伸肌腱牵拉，远端可向背侧转 90°，使远端的背侧与近端的断面相对，阻碍骨折的整复。

2. 中节指骨骨折

中节指骨骨折可由直接暴力引起横断骨折，或由间接暴力引起斜行或螺旋形骨折。骨折部位不同，可导致不同的畸形。若骨折部位在指浅屈肌腱止点的近侧，则远侧骨折端受肌腱牵拉，形成向背侧成角畸形。若骨折部位在指浅屈肌腱止点的远侧，由于

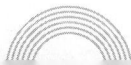

指浅屈肌腱的牵拉，使近侧骨折端向掌侧移位，形成向掌侧成角畸形。

3. 指骨末节骨折

末节指骨骨折轻者仅有骨裂纹，重者可裂成骨块。多节指骨基底背侧因暴力所致，如被重物砸伤、挤压伤，一般很少有移位或畸形。暴力作用于指端，使末节指骨突然屈曲，加上伸肌牵拉，可使远节指骨基底背侧发生撕脱骨折，撕脱下的小骨块被伸肌牵离原位，手指远节背伸无力，下垂呈锤状指。

二、诊断

1. 病史

包括受伤原因、时间、地点、受伤时身体姿势及何部先着地，如有创口或出血，还应询问创口处理经过，是否用过止血带及用止血带的时间。

2. 临床症状与体征

骨折的方式包括横断、斜行或波及关节面等。指骨与中节指骨骨折可有成角畸形。有无休克、软组织损伤、出血，检查创口大小、形状、深度及污染情况。有无骨端外露，有无神经、血管、颅脑、内脏损伤及其他部位的骨折。对严重伤员必须快速进行体检。

3. X 线检查

除常规正侧位 X 线摄片外，尚需根据伤情拍摄特殊体位片，例如开口位（针对上颈椎损伤）、动力侧位（针对颈椎）、轴位（针对舟骨、跟骨等）以及切线位（针对髌骨）等。对于复杂的骨盆骨折或疑似椎管内骨折的病例，应视情况考虑进行 PET 或 CT 检查。

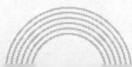

三、治疗

骨折的治疗必须确保正确整复对位，力求达到解剖复位，避免成角、旋转、重叠移位等畸形，以免影响肌腱的正常滑动，导致手指功能出现不同程度的障碍。

闭合性骨折可采用手法复位，辅以夹板固定。对于指骨开放性骨折，则应彻底清创后进行复位固定。复位时应使用骨折远端对近端。手指应尽可能固定在功能位，既要确保充分固定，又要允许适当活动。若手法复位失败或斜行骨折不稳定，可考虑手术治疗。

1. 手法复位

在进行近节指骨骨折整复时，患者应取坐位，术者用拇指和示指夹住骨折远端。随后，术者用拇指顶住骨折部的掌侧作为支点，进行牵引和复位。对于中节指骨骨折，若骨折位于屈指浅肌附着点以上，应先进行拔伸牵引，然后进行屈曲复位。

2. 固定方法

除远端指骨骨折外，患肢应固定在功能位，避免因固定不当导致关节囊和侧副韧带缩短，进而引起关节僵直。

无移位骨折可使用塑形竹片长期固定于手功能位约 4 周。对于有移位的近节指骨干或指骨颈骨折，复位后根据移位情况放置小平垫，其长度不超过指骨间关节，然后用胶布固定。

对于掌侧成角的骨折，可使用绷带卷或小圆柱状物固定，使手指屈曲于其上，保持功能位，并用胶布固定，外加绷带包扎。

中节指骨骨折复位后，若骨折部位位于指浅屈肌腱止点远侧端，固定方法同近节指骨骨折；若位于近侧，则应将手指固定在伸直位，但不宜固定过久。

末节指骨末端或指骨干骨折复位后，可用塑形竹片夹板或铝

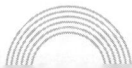

板固定于功能位，末节指骨基底背侧脱位骨折复位后，可将患指近侧指间关节置于屈曲位、远侧指间关节置于过伸位固定约6周。

第三节
舟状骨骨折

舟状骨骨折占腕骨骨折的71.2%。骨折多在舟状骨腰部发生，占舟状骨骨折的70%。舟骨结节及舟骨近端骨折各占10%～15%。骨折线先自掌尺侧开始，后达背外侧。多见于年轻患者，儿童罕见。舟状骨骨折伴其他腕骨骨折及脱位时预后不佳。

一、病因

直接暴力与间接暴力均可造成舟状骨骨折，但多为间接暴力所致，如从单杠、双杠或跳木马跳下时跌伤，手掌着地，腕关节强力桡偏背伸致伤。

当跌倒时，手掌先着地，腕关节强力桡偏背伸，暴力向上传达，腕舟骨被锐利的桡骨关节面的背侧缘或茎突缘切断而发生骨折。非生理性的腕过伸及尺偏，极易使舟状骨发生旋转，舟状骨、月骨韧带断裂，为舟状骨腰部骨折的主要因素。在此位置，舟状骨的背侧嵌在桡骨边缘，加上桡骨茎突及大多角骨的嵌压作用，遂在其腰部发生骨折。当舟状骨半脱位时可发生其近极骨折。舟状骨结节骨折常因直接受压所致。

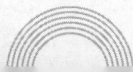

二、诊断

1.明确外伤史

如暴力打击、跌伤等。

2.临床症状与体征

（1）临床症状　患者感伸屈伤腕时疼痛，背伸腕部时疼痛加重，被动伸拇、示指时引起患部疼痛。

（2）临床体征　患腕背侧压痛，尤以鼻烟窝（阳溪穴）处肿胀、局部压痛甚，腕关节活动受限。纵轴叩痛阳性。

3.影像学检查

做腕关节正位、尺偏斜位 X 线片。X 线片上，无移位的骨折，斜位片易看出腰部骨折线，如骨折线不易看清，可行 CT 扫描法显示出骨折线，同时可看出有无腕骨不稳定现象。舟状骨骨折有移位，正位像即易看出，侧位像呈台阶状，同时其桡侧的脂肪阴影带消失。舟状骨腰部骨折的骨折线有横行（与舟状骨长轴垂直）、水平及斜行三种。

根据明确外伤史、临床症状与体征、影像学检查可明确诊断。

三、治疗

无移位骨折可仅作前臂超腕关节夹板固定。有移位者必须行手法复位。新鲜骨折，有明显移位及腕部不稳，保守治疗 3～4 个月后无愈合迹象，有症状或伤后 3～4 个月未治疗仍有明显症状者均应手术治疗。但有骨折不愈合而无症状及腕骨高度无改变者，可不手术治疗，仍继续保守疗法。

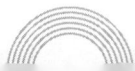

（一）保守治疗

1.手法复位

患者取坐位，前臂轻度旋前位，术者一手握患侧腕上，另一手的拇指置于阳溪穴处，其余四指环握拇指，在牵引下使患腕尺偏，然后以拇指向掌侧、尺侧按压骨折远端，即可复位。

2.固定

保持腕部的桡偏及掌屈，可以保持良好对位。尺偏及背屈会使靠近头状骨处的骨折线分离。

（1）石膏固定　无移位时，用包括拇指近节的短臂石膏固定，一般固定8～12周。有移位的骨折在复位后，在桡偏掌屈位用长臂石膏固定10～12周。再根据骨折愈合情况适当延长固定时间。

（2）夹板固定　复位后，在阳溪穴处放置一固定垫，然后用纸壳夹板固定腕关节伸直而略向桡偏，拇指于对掌位，固定范围包括前臂下1/3、远端至掌横纹处、拇指掌指关节，新鲜或陈旧骨折均可应用。

（二）手术治疗

手法复位失败者可行手术治疗。

第四节
三角骨骨折

三角骨骨折发生率仅次于舟状骨骨折，占腕骨骨折的20.4%，可与舟状骨骨折同时存在。

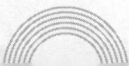

一、病因

直接暴力与间接暴力均可造成三角骨骨折。多为间接暴力所致，如跌倒时，腕过伸尺偏，手部着地，迫使钩状骨碰撞在三角骨的桡侧背侧份。

直接撞击三角骨或韧带的牵拉可致三角骨骨折。

三角骨骨折分以下两种类型。

（1）背侧撕脱骨折　跌倒时腕过伸尺偏，手部着地，迫使钩状骨碰撞在三角骨的桡侧背侧份，发生片状骨折。也可使桡腕韧带将三角骨撕脱一块，易在斜位或侧位 X 线片显示。

（2）三角骨体部骨折　比背侧撕脱骨折少见，常因直接撞击或韧带的牵拉所致，后者称为张力性骨折。

二、诊断

1.明确的外伤史

如暴力打击、跌伤等。

2.临床症状与体征

（1）临床症状　患者伤腕疼痛，活动时伤腕疼痛加重。

（2）临床体征　患腕尺侧肿胀及压痛，纵轴叩痛阳性，腕关节活动受限。

3.影像学检查

腕关节正位、斜位 X 线片。

根据明确外伤史、临床症状与体征、影像学检查可明确诊断。

三、治疗

单纯三角骨体部骨折，石膏或小夹板固定 3～6 周，预后好，

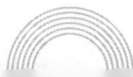

撕脱骨折常有不愈合，需手术摘除，同时修复有关韧带，疑有掌侧韧带伤时要仔细检查。

固定后早期可行手指伸屈活动锻炼，同时做肩关节、肘关节活动。中期以主动握拳活动为主。后期除去外固定后，可行握拳及腕部的主动屈伸、旋转功能锻炼，骨折迟缓愈合者暂不宜做过多的腕部活动。

第五节
豆状骨骨折

豆状骨骨折较少见。

一、病因

多因直接暴力致伤而引起豆状骨骨折，如撞击、打击、压砸、辗压伤所致。间接暴力较少见。

直接暴力如撞击、打击、压砸、辗压伤致伤豆状骨，骨折多呈线状或粉碎性骨折。

二、诊断

1.明确的外伤史

如暴力打击、跌伤等。

2.临床症状与体征

（1）临床症状　伤腕疼痛，用力屈腕则疼痛加重。

（2）临床体征　伤腕局部肿痛及压痛，青紫，纵轴叩痛阳性，腕关节活动受限。

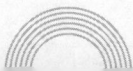

3. 影像学检查

腕关节正位、斜位 X 线片。

根据明确外伤史、临床症状与体征、影像学检查可明确诊断。

三、治疗

用石膏托固定腕中立位 3～4 周，因豆状骨是手做精细动作的稳定点，有时需将小碎骨块切除，改善手部功能。因骨折发生豆状骨、三角骨关节病变或不稳时，则将豆状骨切除，此种情况多与腕部其他损伤同时发生。

固定后早期可行手指伸屈活动锻炼，同时做肩关节、肘关节活动。中期以主动握拳活动为主。后期除去外固定后，可行握拳及腕部的主动屈伸、旋转功能锻炼。骨折迟缓愈合者暂不宜做过多的腕部活动。

第六节
钩状骨骨折

钩状骨骨折较少见，容易被忽略。

一、病因

多因直接暴力致伤导致钩状骨骨折，如撞击、打击、压砸、辗压伤等，骨折多呈线状或粉碎性骨折。间接暴力较少见。

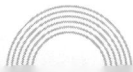

二、诊断

1.明确的外伤史

如暴力打击、跌伤等。

2.临床症状与体征

（1）临床症状　伤腕及手掌疼痛，用力握拳则疼痛加重，以致握力减弱。小指抗阻力外展疼痛加重。

（2）临床体征　腕尺侧手掌侧肿胀，局部深压痛，青紫，纵轴叩痛阳性，腕关节活动受限。有时尺神经运动支受压，出现指内收、外展力量减弱。

3.影像学检查

腕关节正位、斜位 X 线片。

根据明确外伤史、临床症状与体征、影像学检查可明确诊断。

三、治疗

钩骨体部骨折用石膏托或夹板固定 3～4 周即可。有时需用克氏针内固定，钩部骨折外固定或内固定时均有可能不愈合，手术切除可获满意效果。钩部骨折不愈合，可引起屈指肌腱的磨损断裂或肌腱炎，也可引起尺神经深支受压，需将钩部切除，修复屈指肌腱，或减压松解神经。

固定后早期可行手指伸屈活动锻炼，同时做肩关节、肘关节活动。中期以主动握拳活动为主。后期除去外固定后，可行握拳及腕部的主动屈伸、旋转功能锻炼，骨折迟缓愈合者暂不宜做过多的腕部活动。

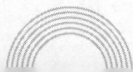

第七节
头状骨骨折

头状骨是最大的腕骨，是腕部活动的轴心。可因受暴力而骨折。

一、病因

直接暴力与间接暴力均可导致头状骨骨折。直接暴力如撞击、打击、压砸、碾压伤所致。间接暴力如跌伤所致。

因直接暴力或极度腕背屈时发生头状骨骨折，同时可合并其他腕骨骨折，产生头舟状骨综合征。骨折的近段可旋转 $90°\sim$ $180°$。

二、诊断

1. 明确的外伤史

如暴力打击、跌伤等。

2. 临床症状与体征

（1）临床症状　伤腕疼痛，活动时疼痛加重。

（2）临床体征　伤腕局部肿痛及压痛，青紫，纵轴叩痛阳性，腕关节活动受限。

3. 影像学检查

腕关节正位、斜位 X 线片。

根据明确外伤史、临床症状与体征、影像学检查可明确诊断。

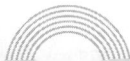

三、治疗

1. 保守治疗

（1）手法复位　患者取坐位，前臂轻度旋前位，一名助手握患者患侧前臂，另一名助手双手握患者四指，行纵向牵引，术者双手的拇指置于骨折近端，其余手指握骨折远端，并向背侧与掌侧提拉、挤按即可复位。

（2）固定　小夹板或石膏固定6～8周。

2. 手术治疗

（1）切开复位螺钉或克氏针内固定术，术后行石膏外固定6～8周。

（2）骨折不愈合时行植骨术，并行石膏固定6～8周。

3. 功能锻炼

固定后早期可行手指伸屈活动锻炼，同时做肩关节、肘关节活动。中期以主动握拳活动为主。后期除去外固定后，可行握拳及腕部的主动屈伸、旋转功能锻炼，骨折迟缓愈合者暂不宜做过多的腕部活动。

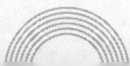

第六章

足部
骨折

第一节
跟骨骨折

跟骨骨折是最常见的跗骨骨折，约 7％ 为双侧骨折，98％ 为闭合性骨折。

一、病因

跟骨骨折的病因多样，约 75％ 为高处坠落伤，为足跟着地后遭受撞击所致，其他如交通伤、挤压伤、运动伤等，其骨折的机制相应也比较复杂。

关节外骨折最常见类型是累及前结节和后结节。前结节骨折可进一步分为撕脱性骨折和压缩性骨折。前结节骨折是足跖屈和内收的结果。结节骨折分为鸟嘴样骨折和撕脱性骨折，产生结节骨折的机制是跟腱的强力牵拉作用。

关节内骨折多是由距骨在跟骨上的直接垂直暴力造成，少部分可能由于扭转力造成。低能量损伤导致无或轻微移位的骨折，高能量损伤导致粉碎性骨折。

二、诊断

患者多有明确的外伤史，最多见为高处坠落伤，足跟着地后遭受强烈撞击，其他如交通伤、挤压伤、运动伤等也不少见。

1.症状

后跟疼痛、肿胀，活动受限，不能着地，着地时疼痛加剧，伴有脊柱骨折时则存在胸腰部疼痛、活动受限，应予注意。

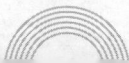

2.体征

足跟部肿，皮下瘀斑，足底扁平，足跟增宽，呈外翻畸形，跟骨压痛、叩痛，足踝部主动活动受限。当合并肌腱断裂、神经损伤及骨筋膜室综合征时，可出现足部运动障碍、感觉缺失和肿胀、张力异常增高等体征。

3.辅助检查

（1）X线片　常规拍摄双侧跟骨前后位片、侧位片和轴位片，观察跟骨骨折的类型、骨折块位置和数量、关节面的塌陷情况等，测量跟骨的高度、宽度、后跟内外翻的角度、Bohler 角和 Gissane 角等。对关节内跟骨骨折，应拍摄双侧跟骨的 Broden 位片。对合并伤者还应拍摄相应部位的 X 线片。

（2）CT 及三维重建　应常规作跟骨 CT 扫描，包括横轴面及冠状面扫描，明确跟骨骨折的部位、类型、移位和碎裂程度，特别是后关节面的骨折情况，并根据 CT 扫描及三维重建对跟骨骨折进行分型，为制定合理的治疗方案提供依据。

根据患者的外伤病史、症状、体征、X 线片和 CT 检查结果不难作出诊断，但全面的诊断还应包括骨折的分型和病情的评估。病情评估主要包括以下三个方面的内容。

① 跟骨骨折本身：关节内外骨折的类型，跟骨长、宽和高度的变化，跟骨丘部高度的变化，骨折块的数目、部位和移位程度，Gissane 角和 Bohler 角，关节面骨折的部位、骨折块数量、塌陷深度和骨折台阶的高度，跟骨负重轴线的改变，足弓的高度变化，跟骰关节的损伤程度等。

② 后足和全身情况：评价跟骨周围软组织损伤的程度和范围，确定是否为开放性损伤，是否存在发生骨筋膜室综合征的倾向，是否存在局部皮肤的坏死和感染；确定有无影响手术治疗的全身性疾病如全身性感染、肝肾衰竭及糖尿病等。

③ 合并伤：确定有无休克、脊柱骨折、骨盆骨折及四肢其他部位的骨折与内脏损伤。

三、治疗

1. 保守治疗

主要适用于部分关节外跟骨骨折；年迈不能行走或截瘫患者，关节重建无必要或无意义；无移位的关节内骨折；有手术禁忌证者如伴有严重复合伤、严重心血管、糖尿病等；手术治疗的临时处理。保守治疗方法包括：早期功能疗法、闭合复位石膏、支具或其他外固定器固定等。

2. 手术治疗

手术指征包括：关节内骨折台阶≥1mm，跟骨明显短缩或增宽，Bohler 角缩小≥15°，Gissane 角缩小≥90°或增大≥130°，跟骰关节骨折块的分离或移位≥1mm 等，关节外骨折严重的压缩、移位、短缩和增宽等也需要手术治疗。手术治疗方法较多，主要是切开复位内固定术和撬拨复位螺钉内固定术。切开复位内固定术目前已成为治疗有移位跟骨骨折的最常用和有效的方法，既可达到骨折解剖复位，又能可靠地固定复位的骨折块，允许早期功能锻炼，可获得显著优良的临床疗效。

3. 切开复位内固定

一般在伤后 7～10 天手术，最常用"L"型扩大外侧入路，将外侧壁全层皮瓣掀起，暴露出距下关节，依次对骨折复位后再以钢板或螺钉固定，对特别粉碎或骨质疏松者可选择跟骨锁定钢板。内侧入路主要用于以跟骨内侧为主的关节外骨折、载距突骨折、简单的关节内骨折和部分内侧壁膨出者，载距突入路适用于单纯载距突骨折的复位和内固定，两者均可作为外侧入路的辅助方法。＞2cm^3 的严重骨缺损和当固定后关节面到载距突的长螺

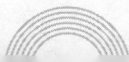

钉难以维持后关节面骨折复位时，多主张植骨。植骨方式有多种，多主张用髂骨植骨，也可根据情况使用异体骨或骨替代物。

第二节
距骨骨折

　　距骨是全身骨骼中唯一没有肌肉起止的骨块，表面的70％被关节软骨覆盖，仅在距骨颈关节囊附着处有血管进入供应其血运。由于是传导足部应力至下肢的联系，当踝关节遭受暴力时，易造成距骨骨折。若治疗失误，固定不可靠，极易引起距骨骨折不愈、坏死以及胫距关节、距下关节的创伤性关节炎。

一、病因

　　距骨骨折多数为高处坠落或交通事故产生的暴力直接冲击所致。

　　距骨骨折按解剖部位可分为距骨头、颈、体部骨折。距骨头骨折由足部跖屈下轴向暴力所致，或足极度背屈时距骨头与胫骨前方相撞引起。距骨颈损伤最常见为足部受跖屈暴力而使距骨颈与胫骨下端前缘撞击致骨折，也可以是踝关节跖屈旋转的剪力或踝关节的旋后暴力致距骨与内踝相撞击导致骨折。距骨体与距骨颈骨折的机制相类似，也是足、踝各位置的连锁暴力作用所致。当足部强烈跖屈时，距骨后突被跟骨冲击而折断，或与胫骨后缘冲击可形成距骨后突骨折。

二、诊断

　　患者有明确的损伤史，如从高处坠落足部着地，或为交通事故，足部受到猛烈撞击。

1. 症状

患足出现疼痛、肿胀、瘀斑，软组织挫伤严重。

2. 体征

查体可发现踝关节局部或广泛压痛，踝关节活动明显受限。距骨脱位者可有畸形，严重者撞击皮肤造成软组织坏死。注意检查足趾自主运动、皮肤感觉等神经系统症状以及毛细血管充盈、皮肤温度等情况，以确定是否存在血管、神经压迫。

3. 辅助检查

X线片是最基础、最有效的检查，常规包括踝关节正侧位、踝穴正位，根据不同的图像确定不同类型的骨折以及严重程度。

CT和MR可以发现X线片漏诊的隐匿性距骨骨折，用来分辨距骨冠状面和矢状面骨折情况以及那些容易漏诊的骨折类型。其对于评估骨折移位情况和选择手术方案具有重要意义。MR对于诊断距骨周围韧带、肌腱等软组织、关节软骨以及评估距骨坏死等具有重要作用。

根据体格检查应该高度怀疑距骨骨折，X线检查有助于明确诊断，必要时行断层摄影及CT检查以明确骨折情况。诊断标准如下。

① 患者外伤后足部疼痛、肿胀、瘀斑、踝关节活动受限。

② X线或CT可发现透亮骨折线或胫距关节、距下关节对合错乱等表现。

三、治疗

1. 保守治疗

保守治疗适用于距骨后突的小块骨折，无移位距骨颈、距骨体、距骨头骨折。

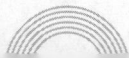

有学者认为若移位＜5mm 及内翻未超过 5°，可采取麻醉下闭合性复位，石膏固定 3～4 个月。

疼痛严重可服用非甾体抗炎药、活血化瘀的中成药等。

无论何种治疗方式，部分患者会出现后期的创伤性关节炎或缺血性坏死，往往需要行关节融合或置换术。

2. 手术治疗

手术指征为明显移位的距骨颈、距骨体骨折。

距骨头骨折的手术指征是碎骨片移位，并与距舟关节不匹配，或碎骨块比较大。

有学者指出距骨颈或距骨体骨折移位超过 2mm 就能明显改变距下关节的接触负荷，影响后足的活动，现主张切开复位后内固定。

Hawkins Ⅱ～Ⅳ 型骨折最好通过两个切口显露。若距骨体未完全显露，内侧切口需联合外侧弧形切口或前外侧纵行切口。

必要时行内踝截骨术（骨折线延伸至距骨外侧突或距骨体）。粉碎性骨折导致距骨塌陷或分离的，复位后的间隙必须通过骨松质植骨加以填充。然后根据骨折的严重程度采用钢板或单纯螺钉固定。

由于距骨体骨折多为直接暴力所致，骨折往往较为严重，因此对于直视下有严重的距下关节面损伤者可采取距下关节融合术，以改善距骨血运。

距骨头骨折的手术入路也采用经典的前内侧切口。根据骨折块大小选择合适的骨皮质螺钉。体积太小不能复位的骨折块应予切除。严重压缩的骨折需植骨，以防塌陷和内固定后关节面不匹配。对于移位明显的距骨前突、后突、骨折块较大者，建议切开复位后内固定，术后石膏固定 8～12 周。

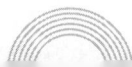

第三节
舟骨骨折

舟骨是足内侧纵弓的关键组成部分。它与后方的距骨组成了重要的距舟关节。远侧与内侧、中间和外侧楔骨相关节。因此，舟骨的对位、对线对维持足内侧柱的长度以确保各组成之间的关系至关重要。

一、病因

急性损伤多发生于高能轴向损伤，严重足部挤压伤或跌落时足尖着地足前部受力，使距骨和楔骨前后挤压足舟骨，以致足舟骨发生压迫性骨折或骨折脱位。也可发生于较少见的外翻张力，经胫前肌腱和距舟关节周围的关节囊韧带传递所致。

单纯足舟骨骨折较少见，根据发生的部位和损伤机制可分为体部骨折和撕脱骨折。这两种骨折的发生率基本相当。舟骨体骨折一半是中段的垂直型骨折，另一半是舟骨结节骨折。

二、诊断

1.临床表现

足舟骨局部疼痛、肿胀明显、触痛及皮下淤血。应注意舟骨结节骨折可能是足跗关节损伤的一部分，由于足背外侧疼痛、肿胀，使得舟骨骨折容易被忽视。

2.辅助检查

对于撕脱骨折 X 线可显示舟骨撕脱的骨折块，诊断多无困

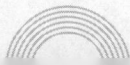

难。CT 检查可以发现 X 线不能诊断的骨折，并有利于对关节内骨折进行确诊。

根据患者的外伤病史、症状、体征、X 线片和 CT 检查结果不难作出诊断，但全面的诊断还应包括骨折的分型和病情的评估，这对评估骨折的具体情况、指导治疗和评价预后有重要的作用。

三、治疗

1. 保守治疗

适用于较小的撕脱骨折，不管是否累及关节；无移位的体部骨折也可保守治疗。

非负重短腿石膏固定 6～8 周，足置于中立位，轻度内翻跖屈，足弓应良好塑形。固定之前可抬高肢体，用弹力绷带包扎24～72 小时，消除肿胀，拆除石膏后需穿有足弓垫的健身鞋，以防纵弓下陷。

2. 手术治疗

手术指征为累及关节面 20％以上的撕脱骨折和明显移位的大块稳定骨折，移位的舟骨骨折，保守治疗失败的撕脱骨折如发生骨不愈合或舟骨背侧面出现不规则骨性凸起并引起症状，可切除不愈合的碎骨片或骨突。

对于较大的撕脱骨折可切开复位后内固定，准确复位骨折，用克氏针或小螺钉固定，以恢复距舟关节面的完整性。移位舟骨体骨折需切开复位后内固定，以保证胫后肌腱的正常功能和跟骰关节的运动功能，防止发生胫后肌腱功能不全、中足部疼痛和足运动功能障碍。

术后非负重短腿石膏制动，注意足弓塑形，直至出现明显的骨性愈合为止，一般在 8 周左右。8～12 周拆除石膏，开始活动锻炼，并用支撑足弓的足弓垫保护 3 个月。

骨折手术后，移位的背内侧骨折块可发生无菌性缺血坏死、创伤性关节炎和功能障碍，应注意随访，可行相应的理疗，必要时手术处理。

第四节
跖骨骨折

跖骨骨折约占全身骨折的 1%，约占足部骨折的 35%，以第 5 跖骨骨折发生率最高，其余依次为第 3、第 2、第 1 和第 4 跖骨。

一、病因

（1）直接暴力　如重物砸伤、车轮碾压等。

（2）间接暴力　如高处坠落伤，前足着地时极度内翻，可引起跖骨基底部骨折，以第 3、第 4、第 5 跖骨常见。

（3）肌腱拉力　如第 5 跖骨基底部骨折，常因前足跖屈内翻、腓骨短肌腱的牵拉导致。

根据骨折发生的部位可以分为以下几种。

① 跖骨头骨折：多因直接暴力所致，常伴有关节面受损，临床较少见。

② 跖骨颈骨折：骨折后易发生跖骨头向跖侧移位，需复位治疗。

③ 跖骨干骨折：多因外力打击或挤压所致，多根骨折常发生移位，单根骨折较少移位。

④ 跖骨基底部骨折：较多见，单根基底部骨折多见于第 5

跖骨。

二、诊断

外伤史多较明显。伤后局部疼痛、肿胀及淤血，患足负重障碍。跖骨表浅，故局部压痛明显。X线检查一般可确诊，双侧对照具有一定的临床意义。但隐匿性骨折和关节内骨折，如跖骨基底部骨折特别是裂隙骨折，可因投照角度不当而较难发现，可行CT加以诊断。根据明确的外伤史、临床表现与影像学检查，跖骨骨折的诊断一般无困难。

三、治疗

1. 保守治疗

适用于无移位及手法复位满意的骨折，对于第2、第3、第4跖骨水平面上的移位，若没有长度的丢失也可行保守治疗。对于上述骨折建议非负重下固定4～6周。待骨折完全愈合后再充分负重。

2. 手术治疗

虽然大多数跖骨骨折可通过有效的保守治疗获得满意效果，但如有严重移位、粉碎骨折、关节内骨折、开放性损伤等常需手术治疗。有人指出当跖骨骨折矢状面移位＞2～4mm或成角＞10°时应手术治疗。另外，有人认为对于第1、第5跖骨骨折，任何平面上的移位都应手术治疗，以免引起足趾的内外翻。手术治疗可以使骨折端获得解剖复位，即刻稳定及术后早期功能锻炼，从而有利于足部形态、功能的恢复。涉及跖跗关节并预估将影响足功能者，应按 Lisfranc 损伤治疗，可行跖跗关节固定术或融合术。

内固定可采用克氏针、螺钉、钢板和外固定器。第1、第5

跖骨骨折多采用钢板固定，对于第 5 跖骨基底部骨折可采用髓内螺钉固定。克氏针髓内固定适用于中间跖骨简单的横行骨折，术后需用石膏固定 4～6 周。螺钉及钢板固定适用于较复杂的横行、斜行或螺旋形骨折。外固定器适用于开放性或病理性骨折伴发感染、骨质缺损或软组织条件差的骨折。

第五节
趾骨骨折

由于趾骨的解剖位置，其损伤在临床中并不少见。趾骨在行走中可以吸附地面，防止滑跌，其次还可以辅助足的推进与弹跳。因此，在趾骨骨折治疗中，应尽量恢复上述功能。

一、病因

发生在矢状面上的骨折多数源自直接暴力，过度跖屈和背伸是趾骨骨折最常见的病因。

趾骨的挤压损伤通常由重物从高处落下或是被抛掷引起，也可由工业或交通事故所导致。

外展内收暴力也是趾骨骨折的常见原因，一般引起近端趾骨的横行或短斜行骨折。

此外，额状面上的旋转或内外翻应力也是趾骨的损伤原因之一，趾骨常发生螺旋形骨折。

二、诊断

趾骨骨折后数小时内可出现疼痛、局部肿胀、瘀斑、负重困

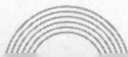

难及穿鞋时被挤压的不适感，部分患者因骨折端移位可伴趾骨局部畸形，少数患者骨折脱位处可自行复位，局部畸形也因此消失。

X线检查可以确诊趾骨骨折，双侧对照摄片具有一定的临床价值。CT或MRI检查可发现隐匿性骨折、关节内骨折以及软组织的损伤情况。

故根据明确的外伤史、临床表现与影像学检查，趾骨骨折的诊断一般无困难。

三、治疗

趾骨骨折的治疗可分为足趾保护、骨折碎片切除术及切开复位内固定术。具体方案的选择与以下因素相关。

① 骨折端是否对线良好。

② 若对线欠佳，闭合复位成功率大小。

③ 闭合复位恢复对线后能否有效地维持对线。

骨折的理想复位和维持可预防骨折断端产生短缩、成角和螺旋畸形。患趾保护措施主要是通过局部制动来维持损伤部位的稳定，常用器械包括夹板、绷带、棉布、硅胶支具等，固定方法常用邻趾夹板固定法，多数在4～8周内去除外固定。

骨折端对线欠佳时，首先需行手法复位。手法复位的步骤包括先顺畸形牵拉，再分离牵拉，最后复位，复位后X线检查评估骨折断端对线情况。若复位后仍不稳定可选择经皮穿刺克氏针辅助闭合复位，克氏针的进针和复位可在X线透视引导下进行。而部分不稳定型骨折则需行切开复位后内固定术，如复位困难、关节内骨折、伴血管神经损伤的骨折或趾趾间关节骨折等。

第七章

骨折
相关疾病

第一节
肘关节脱位

肘关节由肱骨下端、尺骨鹰嘴、桡骨头及关节囊、内外侧副韧带构成，主要完成屈伸活动及轻度的尺偏、桡偏活动，肘关节脱位的发生率较高。

一、病因

外伤是导致肘关节脱位的主要原因。

跌倒时肘关节处于半伸直位，手掌着地，暴力沿尺骨、桡骨向近端传导，尺骨鹰嘴处产生杠杆作用，前方关节囊撕裂，使尺骨、桡骨向肱骨后方脱出，发生肘关节后脱位。

当肘关节处于内翻或外翻位时遭受暴力，可发生尺侧或桡侧侧方脱位。

当肘关节处于屈曲位时，肘后方遭受暴力可使尺骨、桡骨向肱骨前方移位，发生肘关节前脱位。

二、诊断

临床表现为：上肢外伤后，肘部疼痛、肿胀、活动障碍；检查发现肘后突畸形；前臂处于半屈位，并有弹性固定；肘后出现空虚感，可触及凹陷；肘后三角关系发生改变。

若有外伤史和上述临床表现，应考虑肘关节后脱位可能。肘部正侧位 X 线片可发现肘关节脱位的移位情况。

三、治疗

1. 手法复位

可以采用单人复位法。复位成功的标志为肘关节恢复正常活动，肘后三角关系恢复正常。单人环抱式复位法：病人坐位，患肢环抱复位者，肘关节屈曲，复位者一手牵引前臂，另一手拇指按压尺骨鹰嘴复位。

2. 固定方法

用长臂石膏托或支具固定肘关节于屈曲 90°位，再用三角巾悬吊于胸前 2～3 周。

3. 康复治疗

固定期间需进行肘关节屈伸锻炼，以防止肘关节僵硬。

4. 手术治疗

肘关节在功能锻炼时，如屈曲位超过 30°时有明显肘关节不稳或脱位趋势，应手术重建肘关节韧带。

第二节
桡骨头半脱位

桡骨头的尺侧与尺骨鹰嘴半月切迹形成上尺桡关节，有环状韧带包绕。桡骨头及颈位于肘关节囊内，没有韧带、肌腱附着，因此稳定性较差。桡骨头半脱位多发生在 5 岁以下的儿童。桡骨头向桡侧的半脱位多见，完全脱位很少发生，向前方脱位更为少见。

一、病因

由于儿童桡骨头发育尚不完全，环状韧带薄弱，当腕、手被向上提拉、旋转时，肘关节囊内负压增加，使薄弱的环状韧带或部分关节囊嵌入肱骨小头与桡骨头之间。取消牵拉力以后，桡骨头不能回到正常解剖位置，而是向桡侧移位，形成桡骨头半脱位。

二、诊断

儿童的手、腕有被动向上牵拉受伤的病史，患儿感肘部疼痛，活动受限，前臂处于半屈位及旋前位。

检查肘部外侧有压痛，即应诊断为桡骨头半脱位。

三、治疗

手法复位：术者一手握住小儿腕部，另一手托住肘部，以拇指压在桡骨头部位，肘关节屈曲至 90°，做轻柔的前臂旋后、旋前活动，反复数次，并用拇指轻轻推压桡骨头即可复位。

复位成功的标志是有轻微的弹响声，肘关节旋转、屈伸活动正常。

复位后不必固定，但不可再暴力牵拉，以免复发。

第三节
肩锁关节脱位

肩锁关节由肩峰的锁骨关节面与锁骨外端的肩峰关节面构

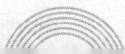

成，部分关节内存在纤维软骨盘。肩锁关节脱位十分常见，多见于青年，主要由暴力引起，以直接暴力更多见。

一、病因

肩锁关节的关节面多呈垂直方向，关节囊薄弱，由周围的韧带维持其稳定性。当肩峰遭受打击时，肩峰及肩胛骨猛然向下，使关节囊及周围韧带断裂而发生脱位。当跌倒时，肩部着地，力传导至肩锁关节而发生脱位，为间接暴力所致。

二、诊断

根据损伤严重程度，可将肩锁关节脱位分为三型。

（1）Ⅰ型 肩锁关节囊、韧带挫伤，尚未断裂。肩部外伤史，肩锁关节处疼痛、肿胀，活动时疼痛加重，局部压痛明显。肩关节或锁骨 X 线平片未发现明显移位。

（2）Ⅱ型 肩锁关节囊破裂，部分韧带损伤或断裂，关节半脱位。除有Ⅰ型的临床表现和体征外，用手指按压锁骨外端有弹跳感。X 线片可见锁骨外端向上翘起，为半脱位。

（3）Ⅲ型 肩锁关节囊、韧带完全断裂，关节完全脱位。

除有Ⅰ型的临床表现和体征外，肩关节外上方肿胀严重，与对侧比较时可发现患侧明显突起，按压时弹跳感更加明显，肩关节活动受限。X 线片可见锁骨外端与肩峰对应的关节面完全错位，为完全性脱位。

三、治疗

Ⅰ型：用三角巾悬吊患肢 2～3 周后开始肩关节活动。

Ⅱ型：可选择手法复位、加衬垫外固定，但固定常不可靠，可能发生压疮，或演变为陈旧性脱位。

有症状的陈旧性半脱位及 Ⅲ 型，尤其是肩锁关节移位超过 2cm 者，可选择切开手术固定。

第四节
肩关节脱位

因参与肩关节运动的关节（盂肱关节、肩锁关节、胸锁关节及肩胸关节）中以盂肱关节的活动最为重要，故将盂肱关节脱位称为肩关节脱位。

一、病因

创伤是肩关节脱位的主要原因，多为间接暴力所致。当跌倒或受到撞击时，暴力经过上肢传导到肩关节，使肱骨头突破肩关节囊而发生脱位。或肱骨头直接撞击在硬物上，也可发生肩关节脱位。

二、诊断

根据肱骨头脱位的方向可分为前脱位、后脱位、上脱位及下脱位四型，以前脱位最多见。由于暴力的大小、作用力的方向以及肌肉的牵拉，前脱位时，肱骨头可能位于锁骨下、喙突下、肩前方或关节盂下。

有上肢着地受伤史，肩部疼痛、肿胀、肩关节活动障碍，病人有以健手托住患侧前臂、头向患侧倾斜的特殊姿势，即应考虑有肩关节脱位的可能。

检查可发现患肩呈方肩畸形，肩胛盂处有空虚感，上肢有弹性固定，Dugas 征阳性。

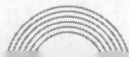

X 线检查可确定肩关节脱位的类型、移位方向及有无撕脱骨折。CT 检查可评估肩关节脱位情况。

三、治疗

肩关节前脱位应首选麻醉下手法复位加外固定治疗；肩关节后脱位可行切开复位加外固定方法治疗。

1. Hippocrates 法复位

病人仰卧，术者站在患侧床边，腋窝处垫棉垫，以同侧足跟置于病人腋下靠胸壁处，双手握住患肢于外展位作徒手牵引，以足跟顶住腋部作为反牵引力。左肩脱位时术者用左足，右肩脱位时则用右足。需持续牵引，用力需均匀，牵引一段时间后肩部肌肉逐渐松弛，此时内收、内旋上肢，肱骨头便会经前方关节囊的破口滑入肩胛盂内，可感到有弹跳及听到响声，提示复位成功，再作 Dugas 征检查，应由阳性转为阴性。

2. 固定方法

单纯性肩关节脱位复位后可用三角巾悬吊上肢，肘关节屈曲 90°，腋窝处垫棉垫固定 3 周。

3. 康复治疗

固定期间需活动腕部与手指，解除固定后，鼓励病人主动锻炼肩关节各个方向活动。

第五节
尺神经损伤

尺神经起源于臂丛内侧束，经过前臂内侧皮神经后方。在上

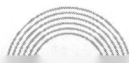

臂近端，尺神经位于肱骨鹰嘴前方，远端与尺动脉分离，穿过内侧肌间隔，到达肘后，沿尺侧屈腕肌和指深屈肌之间走行于豌豆骨外侧、腕横韧带内侧。在尺侧，屈尺神经分布于小指内侧缘掌面和无名指内侧缘掌面，较为表浅。尺神经在指外展肌和小指对掌肌之间下行，分成2个终末支。

一、病因

尺神经在腕部容易受到切割伤，在手指及掌部则易受割伤或挫伤。尺神经深支为运动支，有时可能遭受刺伤或贯穿伤。在肘部，尺神经常因直接外伤或骨折脱位而受损。严重的肘外畸形及尺神经滑脱所引起的损伤，又称为肘管综合征或慢性尺神经炎。在全身麻醉过程中，若未注意保护，使手悬垂于手术台边缘，长时间压迫可能导致瘫痪。在肘管综合征或前斜角肌综合征时，尺神经受损的情况最为常见。

二、诊断

1.临床表现

运动尺神经和小指远侧时，前臂尺侧腕屈肌和指深屈肌尺侧半瘫痪、萎缩，不能向尺侧屈曲及挛缩，由于指屈肌和指节，即无名指和小指掌指关节过伸，指间关节屈曲。中指、无名指不能内收、外展，示指、中指内收肌即不能对掌成"O"形。由于拇内收肌瘫痪，拇指和示指夹纸试验显示指间关节异常屈曲。

2.影像学诊断

（1）CT检查　CT检查能够有效确诊尺神经损伤的程度及病变具体情况。在诊断尺神经损伤过程中，CT发挥着重要作用，能够明确显示尺神经受损的具体程度，便于制定更有效的治疗方案。

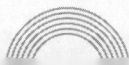

（2）MRI 检查　MRI 检查同样能够全程显示尺神经的影像图像，明确尺神经与周围组织的关系，了解神经受损情况。但进行 MRI 检查时，应注意去除身上携带的金属物品，体内有金属植入物的患者不宜进行此项检查。

三、治疗

（一）尺神经显露及移位

1. 上臂尺神经的显露体位

为仰卧位，患肢置于手术台旁桌子上，手掌向上。手术步骤如下。

（1）切口起自肱骨内上髁稍后方，向上直线延伸至所需长度。

（2）切开深筋膜，注意避免损伤筋膜下的尺神经。

（3）在内侧肌间隔之后，肱三头肌沟内游离出尺神经。尺神经与尺侧上副动脉相邻。

2. 肘部尺神经的显露及体位

此显露适用于肘部尺神经松解术、吻合术及肘管综合征神经移位术等。体位同上臂尺神经的显露。手术步骤如下。

（1）切口以肱骨内上髁与尺骨鹰嘴突间的尺神经沟为中心，做长 6~8cm 的切口，向上沿肱三头肌内缘，向下沿尺侧腕屈肌外缘延伸。

（2）切开深筋膜，牵开皮肤和深筋膜，尺神经在肘上位于内侧肌间隔之后、肱三头肌内，注意保护。先游离出其中一段做牵引，以便向上下游离。

（3）分离尺神经　细心切开内上髁与鹰嘴突间的深筋膜，其深部即为尺神经，注意沿尺侧腕屈肌两个头之间向远端分离尺神

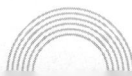

经，直达前臂前面。应仔细保护其肌支。尺返支在肘部与尺神经伴行，一般不需结扎。

（4）尺神经移位术　首先，切开内上髁前方的深筋膜，将已游离的尺神经转移至内上髁并缝合筋膜数针以固定，需注意避免神经受压。为预防内侧肌间隔对神经的压迫，可在切口上方将此隔剪开。

3. 前臂尺神经的显露体位与麻醉

仰卧位，患肢外展，置于手术台上，臂丛神经阻滞麻醉。

（1）切口选择

① 肘部切口：从肱骨内上髁上方 5cm 处，沿肱二头肌内侧缘向下，至内上髁后再呈弧形转向下前方，止于肘横纹下 5cm。

② 前臂切口：以尺神经走行做"S"形切口，从肘前横纹起，沿尺侧腕屈肌桡侧缘至腕豆骨桡侧。

（2）显露神经

① 肘部：切开皮肤、皮下组织，分离肘内侧肌间隔，将尺侧腕屈肌起始部从肱骨内上髁处剥离并牵向尺侧，即可见尺神经。

② 前臂：切开皮肤、皮下组织及深筋膜，将尺侧腕屈肌向尺侧牵开，指浅屈肌向桡侧牵开，在两肌间可见尺神经及伴行血管。

（3）神经探查与处理　仔细分离显露尺神经，观察损伤情况，根据病情行神经减压、松解、缝合或移植等操作。

（4）缝合切口　手术完成后，生理盐水冲洗伤口，彻底止血，放置引流条，逐层缝合深筋膜、皮下组织和皮肤。

4. 前臂下部及腕掌部尺神经的显露

体位同前臂尺神经的显露。手术步骤如下。

（1）体位与麻醉　患者仰卧，患肢外展置于手术台上。采用

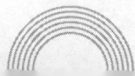

臂丛神经阻滞或局部浸润麻醉。

（2）切口设计　从腕上约 6cm 处，沿尺侧腕屈肌桡侧缘做纵行切口，经豌豆骨桡侧，弯向远侧腕横纹，再沿小鱼际肌桡侧缘呈弧形向远侧延伸 1～2cm。

（3）切开皮肤与皮下组织　沿设计切口切开皮肤，皮下组织内仔细分离，注意保护头静脉属支及前臂内侧皮神经分支。

（4）显露深筋膜及尺侧腕屈肌　切开深筋膜，将尺侧腕屈肌向尺侧牵开，可见其深面的尺神经和尺动脉、尺静脉。

（5）游离尺神经　沿神经走行小心分离，游离尺神经。在腕部，需切开腕掌侧韧带及尺侧腕屈肌的部分纤维，将豌豆骨向尺侧牵开，以充分显露尺神经。尺神经在此处分出深、浅两支，注意仔细分辨和保护。

（6）手术操作　依病情对尺神经进行减压、修复等处理。

（7）缝合切口　手术结束，生理盐水冲洗创口，彻底止血，放置引流条，依次缝合深筋膜、皮下组织及皮肤。

（二）尺神经损伤后的功能重建

1. 非手术治疗（适用于部分损伤或早期阶段）

（1）康复训练

① 肌力训练：重点强化未受累肌肉（如桡侧腕伸肌、指总伸肌），通过抗阻训练代偿尺侧屈肌功能。

② 感觉再教育：使用不同质地物品（如砂纸、棉花）刺激皮肤，结合闭眼触摸训练恢复触觉定位能力。

③ 手内肌替代训练：练习拇指对掌、手指并拢/分开动作，利用健侧手指辅助被动活动防止挛缩。

（2）支具应用

① 动态夹板：如"knuckle bender"支具纠正爪形手，维持掌指关节屈曲、指间关节伸展。

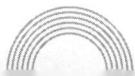

② 功能性矫形器：夜间使用静态支具预防尺侧腕屈肌挛缩。

（3）辅助器具　配备加粗手柄餐具、笔具，使用弹性绷带固定工具以改善握持。

2. 手术治疗（适用于完全断裂或保守无效者）

（1）手术时机

① 开放性损伤：急诊探查修复（24 小时内）。

② 闭合性损伤：若 3 个月无恢复迹象（EMG 证实），考虑手术。

（2）术式选择

① 神经修复：直接缝合（缺损＜2cm）或自体神经移植（常用腓肠神经）。

② 神经转位：如 Oberlin 术（将部分正中神经束转至尺神经运动束）。

③ 肌腱移位

a. Brand 肌腱移位术：利用桡侧腕短伸肌重建骨间肌功能。

b. Bunnell 环指指浅屈肌腱移位：纠正爪形指。

c. 关节融合术：针对晚期畸形（如小指 PIP 关节融合改善握力）。

（3）术后管理

① 早期康复：术后 2 周开始轻柔关节活动，4 周后逐渐进行抗阻训练。

② 神经再生监测：定期肌电图评估，结合 Tinel 征判断再生速度。

（三）并发症管理

1. 爪形手畸形

持续支具矫正结合蚓状肌功能训练。

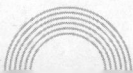

2. Froment 征阳性

强化拇收肌（如夹纸训练），必要时行肌腱固定术。

3.感觉过敏

脱敏治疗（渐进接触粗糙表面）。

第六节
膝关节韧带损伤

膝关节韧带主要包括内侧副韧带、外侧副韧带和前交叉韧带、后交叉韧带。膝关节韧带损伤以青少年多见，男性多于女性；以运动员最为多见。

一、病因

1. 内侧副韧带损伤

为膝外翻力所致，例如膝关节外侧受到直接暴力或膝关节半屈曲时小腿突然外展、外旋，多见于运动创伤，如足球、滑雪、摔跤等竞技项目。

2.外侧副韧带损伤

主要为膝内翻力所致。

3. 前交叉韧带损伤

膝关节屈曲位外翻外旋是最常见的损伤机制，膝关节过伸亦可能造成前交叉韧带损伤。胫骨近端后方受到向前的直接暴力时，也可导致前交叉韧带损伤。

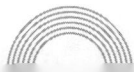

4. 后交叉韧带损伤

胫骨近端前方受到向后的直接暴力易导致后交叉韧带损伤，例如摔倒时跪地或胫骨前缘撞击硬物。高速交通伤中，后交叉韧带通常与前交叉韧带同时损伤。

二、诊断

1. 临床表现与体征

有外伤史。受伤时可听到韧带断裂的响声，很快便因剧烈疼痛而不能再继续运动或工作。随后可出现膝关节肿胀、活动受限，肌肉痉挛。膝关节侧副韧带的断裂处有明显的压痛。

（1）侧方应力试验　在膝关节完全伸直位与屈曲 30°位置下做被动膝内翻与膝外翻动作，并与对侧进行比较。如有疼痛或发现内翻、外翻角度超出正常范围并有弹动感，提示有侧副韧带扭伤或断裂。

（2）抽屉试验　膝关节屈曲 90°，检查者固定病人足部，用双手握住胫骨近端做前拉和后推动作，注意胫骨结节前后移动的幅度，与健侧进行对比。前移增加提示前交叉韧带损伤；后移增加提示后交叉韧带损伤。

（3）Lachman 试验　病人屈膝 20°～30°，检查者一手握住股骨远端，另一手握住胫骨近端，对胫骨近端施加向前的应力，可感觉到胫骨的前向移动及终末点的阻力感，与对侧膝关节进行比较。

（4）轴移试验　病人仰卧，膝关节伸直，检查者一手握住病人足踝部使胫骨内旋，另一手在胫骨近端外侧同时施力使病人膝关节外翻，然后缓慢屈曲膝关节，至屈曲 20°～30°位时突然出现错动或弹跳为阳性，提示膝关节前外侧旋转不稳定。

2. 辅助检查

（1）X 线检查　常规膝关节正侧位 X 线检查可显示撕脱骨

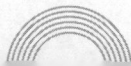

折。为检查内侧、外侧副韧带的功能，可在膝内翻和膝外翻外力下拍摄应力位 X 线片，比较患侧与健侧膝关节的内、外间隙张开情况。为检查前、后交叉韧带的功能，可在前抽屉和后抽屉外力下拍摄应力位 X 线片，比较患侧与健侧膝关节的胫骨前、后移位情况。

（2）CT 检查　为明确骨折的范围和粉碎程度，需进一步行 CT 检查。

（3）MRI 检查　可以清晰地显示出膝关节韧带的情况，还可以发现合并的半月板、软骨损伤及隐匿的骨折线。

（4）关节镜检查　对诊断交叉韧带损伤十分重要。

三、治疗

1. 内、外侧副韧带损伤

侧副韧带扭伤或部分断裂（深层），对膝关节稳定性无明显影响时，可以保守治疗，用膝关节支具或石膏托固定 4～6 周。完全断裂、膝关节内外翻稳定性明显下降者应尽早行手术修复或重建。

2. 前、后交叉韧带损伤

对交叉韧带断裂影响膝关节稳定性者，目前主张在关节镜下行韧带重建手术。对于髁间嵴骨折，移位明显、影响交叉韧带张力时，应行复位固定。

第七节
膝关节半月板损伤

每个膝关节有内侧和外侧两个半月板。内侧半月板近似

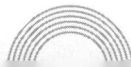

"C"形，外侧半月板形状似"O"形。半月板在发育过程中可发生椭圆形畸形，覆盖股胫关节面较大面积，称为盘状半月板。盘状半月板可因轻微外伤而撕裂。膝关节半月板损伤多见于运动员与体力劳动者，男性多于女性。

一、病因

当膝关节屈曲时，股骨髁与半月板的接触面减小，此时膝关节旋转所产生的研磨力量易导致半月板撕裂。

二、诊断

1. 外伤史

部分急性损伤病例有外伤史，多数病例无明确外伤史。

2. 典型症状

大部分病人存在关节间隙疼痛，可因关节活动加重。半月板红区损伤时疼痛较为明显，可发生关节内积血、活动受限。慢性阶段可反复出现关节肿胀，存在不稳定组织时可有关节弹响、交锁等症状。

3. 典型体征

关节间隙压痛，压痛点位置往往可提示半月板损伤的部位。桶柄状撕裂致膝关节交锁时可有关节伸屈活动受限。慢性损伤可致股四头肌萎缩、力弱。

4. 特殊试验

（1）过伸、过屈试验　膝关节轻度过伸或极度屈曲时，半月板撕裂处受牵拉或挤压而产生疼痛。

（2）半月板旋转挤压试验（McMurray 试验）　病人仰卧，患膝完全屈曲，检查者一手放在关节间隙处作触诊，另一手握住

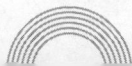

足跟，对膝关节施加内旋内翻力的同时逐渐伸直膝关节，出现疼痛提示外侧半月板撕裂；对膝关节施加外旋外翻力的同时逐渐伸直膝关节，出现疼痛则提示内侧半月板撕裂。有时可出现典型的"弹响"。注意发生弹响时的关节角度。若在关节完全屈曲位下出现弹响，提示半月板后角损伤；关节伸到90°左右时发生弹响，则提示为体部损伤；若在维持旋转位置下逐渐伸直至微屈位时触及响声，提示可能存在前角损伤。

（3）研磨试验（Apley试验）　病人俯卧，膝关节屈曲90°，检查者将小腿用力下压，并作内旋和外旋动作，使股骨与胫骨关节面之间发生摩擦，若产生疼痛，提示半月板损伤。

（4）蹲走试验　嘱病人蹲下走鸭步，并不时变换方向。如果病人能很好地完成这些动作，可以除外半月板后角损伤。如果因为疼痛不能充分屈曲膝关节，蹲走时出现响声及关节疼痛，视为阳性。仅适用于检查青少年病人。

5. 辅助检查

（1）MRI检查　为首选辅助检查方法，可以清晰地显示出半月板有无变性、撕裂，还可显示关节积液及其他结构的情况。

（2）关节镜检查　可以在直视下探查半月板的完整性和稳定性，可以发现影像学检查难以察觉的半月板损伤，还可以同时观察交叉韧带、关节软骨和滑膜的情况。

三、治疗

急性半月板损伤时可用膝关节支具或石膏托固定4周，避免负重，同时进行股四头肌锻炼，以免发生肌肉萎缩。

症状不能消除者需考虑手术治疗。目前主张在关节镜下进行手术，根据损伤类型、部位和组织状态选择修复或切除撕裂组织。红区撕裂应尽可能修复，以保留半月板的功能，白区撕裂可

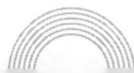

行部分切除。

第八节
髋关节脱位

髋关节是一种典型的杵臼关节，周围有坚强的韧带与强壮的肌群，故只有高能量暴力才会引起髋关节脱位。

一、病因

1. 髋关节后脱位

髋关节后脱位大部分发生于交通事故。坐于汽车内的人处于屈膝及髋关节屈曲内收位，股骨轻度内旋，当膝部受到撞击时，股骨头从髋关节囊的后下部薄弱区脱出。

2. 髋关节前脱位

髋关节前脱位少见，多发生于交通事故和高处坠落伤，髋关节处于外展、外旋位时受到轴向直接暴力。

3. 髋关节中心脱位

来自侧方的暴力，直接撞击在股骨粗隆区，可以使股骨头水平向内移动，穿过髋臼内侧壁而进入骨盆腔。

二、诊断

按股骨头脱位后的方向可分为前、后和中心脱位。以后脱位最为常见，占 85%～90%，髋关节后脱位按 Epstein 分类法共分为五型。

Ⅰ型：单纯脱位或伴有髋臼后壁小骨折片。

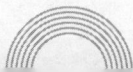

Ⅱ型：股骨头脱位，合并髋臼后壁一大块骨折。

Ⅲ型：股骨头脱位，合并髋臼后壁粉碎性骨折。

Ⅳ型：股骨头脱位，合并髋臼后壁和顶部骨折。

Ⅴ型：股骨头脱位，合并股骨头骨折。

1. 髋关节后脱位

（1）明显外伤史，通常暴力很大，例如车祸或高处坠落。

（2）有明显的疼痛，髋关节不能主动活动。

（3）患肢短缩，髋关节呈屈曲、内收、内旋畸形。

（4）可在臀部摸到脱出的股骨头，大转子上移明显。

（5）髋关节后脱位合并坐骨神经损伤者，多表现为以腓总神经损伤为主的体征，出现足下垂、趾背伸无力和足背外侧感觉障碍等。

（6）X线检查可了解脱位情况以及有无骨折，必要时行 CT 检查了解骨折移位情况。

2. 髋关节前脱位

有强大暴力所致外伤史。

患肢呈外展、外旋和屈曲畸形，腹股沟处肿胀，可摸到股骨头。

X线检查可了解脱位方向。

3. 髋关节中心脱位

（1）一般为高能量损伤。多为交通事故或高空坠落所致。

（2）后腹膜间隙内往往出血很多，可出现出血性休克。

（3）髋部肿胀、疼痛、活动障碍；大腿上段外侧方往往有大血肿；肢体短缩情况取决于股骨头内陷程度。

（4）合并腹部内脏损伤的情况并不少见。

（5）X线检查可明确伤情，CT 三维成像可立体再现髋臼骨折情况。

三、治疗

（一）髋关节后脱位

1.Ⅰ型损伤的治疗

（1）复位　最初 24～48 小时是复位的黄金时间，应尽可能在 24 小时内复位完毕。常用的复位方法为 Allis 法，即提拉法。病人仰卧位，一助手蹲下，用双手按住髂嵴以固定骨盆。术者面对病人站立，先使髋关节及膝关节各屈曲至 90°，然后以双手握住病人的腘窝作持续的牵引，也可以前臂的上段套住腘窝作牵引，待肌肉松弛后，略作外旋，即可使股骨头还纳至髋臼内。感到明显的弹跳与响声，提示复位成功。复位后畸形消失，髋关节活动亦恢复。

（2）固定、功能锻炼　复位后用绷带将双踝暂时捆在一起，于髋关节伸直位下将病人搬运至床上，患肢做皮肤牵引或穿丁字鞋 2～3 周。卧床期间做股四头肌收缩动作。2～3 周后开始活动关节。4 周后扶双拐下地活动。3 个月后可完全承重。

2.Ⅱ～Ⅴ型损伤的治疗

对这些复杂性后脱位病例，主张早期切开复位与内固定。

（二）髋关节前脱位

1.复位

在全身麻醉或椎管内麻醉下手法复位。病人仰卧于手术台上，术者握住伤侧腘窝部位，使髋轻度屈曲与外展，并沿着股骨的纵轴作持续牵引；助手立在对侧，双手按住大腿上 1/3 内侧面与腹股沟处向外施压。术者在牵引下做内收及内旋动作，完成复位。手法复位不成功往往提示前方关节囊有缺损或有卡压，暴力

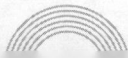

复位可引起股骨头骨折。如手法复位失败，应早期切开复位。

2. 固定和功能锻炼

同髋关节后脱位。

（三）髋关节中心脱位

髋关节中心脱位可出现低血容量性休克及合并腹部内脏损伤，必须及时处理。股骨头内移较明显的，需用股骨髁上骨牵引，但常难奏效，需根据髋臼骨折类型早期切开复位，同时固定髋臼骨折。

第九节
踝部扭伤

踝关节囊纤维层增厚形成韧带，主要有内侧副韧带、外侧副韧带、下胫腓韧带。若内侧副韧带损伤，将出现踝关节侧方不稳；若外侧副韧带损伤，将出现踝关节各方向不稳。

一、病因

在下台阶或在高低不平的路上行走时，踝关节处于跖屈位，若遭受内翻或外翻暴力，使踝部韧带过度牵拉，可导致韧带部分损伤或完全断裂。

二、诊断

扭伤后踝部出现疼痛、肿胀、皮下瘀斑，活动时疼痛加重。伤处有局限性压痛点，踝关节跖屈位加压，使足内翻或外翻

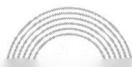

时疼痛加重，应诊断为踝部韧带损伤。

在加压情况下的极度内翻位行踝关节正位 X 线片，可发现外侧关节间隙显著增宽，或在侧位片上发现距骨向前半脱位，多为外侧副韧带完全损伤。

三、治疗

急性损伤应立即冷敷，以减少局部出血及肿胀。48 小时后可局部理疗，促进组织愈合。

韧带部分损伤或松弛者，在踝关节背伸 90°位，极度内翻位（内侧副韧带损伤时）或外翻位（外侧副韧带损伤时）石膏固定，或用宽胶布、绷带固定 2～3 周（图 63-43）。

韧带完全断裂合并踝关节不稳者，或有小撕脱骨折片时，也可采用石膏固定 4～6 周。若有骨折片进入关节，可切开复位，固定骨折片。术后用石膏固定 3～4 周。

第十节
跖跗关节脱位

跖跗关节（lisfranc 关节）是中足的复杂结构，在步行时完成重力由中足向前足的传导，并在步态各期支持人的自身负荷。跖跗关节损伤或不稳定可造成患者足底疼痛、足弓塌陷及正常步态周期的失调。

一、病因

直接或间接暴力均可导致跖跗关节骨折脱位。在低能损伤

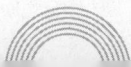

中，直接暴力打击跖跗关节或跖骨负重轴，外旋力导致前足外展，跖跗关节脱位。在高能损伤中，暴力方式较多，损伤形式也较多，常见的有坠落伤引起的软组织损伤，中足的骨筋膜室综合征、楔骨不稳定、跖骨骨折、骰骨骨折等。上述损伤联合作用，可造成中足的不稳定，在足部负重时出现疼痛。跖跗关节的骨折脱位如果不及时治疗可导致中足畸形及足弓塌陷。

二、诊断

Lisfranc 损伤临床上较明显的特征如下。

① 中足足底的出血斑。

② 在触诊、运动、负重时，跗跖（TMT）关节的疼痛。

③ 中足的不稳定性。

X 线检查对明显的骨折脱位，诊断较明确。跖跗关节损伤最典型的特征是第 1、第 2 跖骨之间或第 1、第 2 楔骨之间的距离增宽，常合并第 2 跖骨基底或第 1 楔骨的薄片骨折。跖跗关节不稳定在 X 线片上有时不明显，需要在一定的麻醉下对足施以旋前、外展并同时摄应力位 X 线片来确认。

CT 检查可发现微小的跖跗关节损伤及较小的半脱位。

骨扫描对慢性跖跗关节损伤的诊断价值较大。

三、治疗

1. 保守治疗

保守治疗的原则即建立中足解剖学上的稳定性，适应证通常是低能量的扭伤。

初始治疗可采用短腿管形石膏非负重位固定 6 周，且保守治疗的患者均需 2 周的密切随访，如从负重位的 X 线片来确保 Lisfranc 关节解剖上的对线。

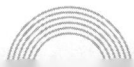

6周后，在管形石膏的支撑下可逐渐开始负重，负荷量以患者舒适、不觉得疼痛为基准。当全足负重后，患者仍未觉疼痛，即可除去石膏，进行康复锻炼。此外，还可加用足弓支持矫形器，以预防创伤性平足形成。

2. 手术治疗

手术治疗目的在于恢复 Lisfranc 损伤中所有关节的解剖对线。其中楔骨和骰骨有无合并骨折是判定 Lisfranc 损伤是否稳定的重要标志。

临床上首推的手术方式为切开复位不稳定区域及 3.5mm 螺钉坚强内固定，同时也可选用克氏针，但克氏针维持关节稳定的力量较螺纹钉弱。现在达成的共识是内侧三个跖跗关节用螺钉固定，外侧两个用克氏针固定。

手术复位时，切口应根据骨折和脱位类型决定。单纯脱位，足背侧纵形切口，长 7～8cm，且在第 3 趾的趾长伸肌旁并超过跖跗关节面，使近、远端均显露；如有多个关节脱位可采用几个切口，分离软组织显露脱位的关节面，纵向牵引达到整复。若整复后不稳定，内侧脱位的三个关节用 3.5mm 骨皮质螺钉固定；外侧的 2 个可用 1.6mm 克氏针固定，如应用克氏针作内固定应有足够长度穿出皮肤，以便于后期拔除。

第十一节
跟腱断裂

跟腱断裂是在运动创伤中较为常见。伤员中运动员占的比例较大，但在普通人群中也时有发生。

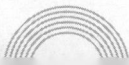

一、病因

直接暴力造成的跟腱断裂较为少见。常为锐器所伤，呈开放性，肉眼可见断裂的跟腱。

间接外伤主要指踝关节极度背伸时再突然蹬地发力，使跟腱强力牵拉所致。多数学者认为当跟腱本身患有疾病或外伤的基础上遭受间接外力时才发生跟腱断裂。如淋病、梅毒、痛风、伤寒或局部注射类固醇的患者易发生跟腱断裂。另外，跟腱周围的血运障碍、继发跟腱营养不良、退行性变等都是跟腱断裂的重要诱因。

二、诊断

直接外伤所致的开放性跟腱断裂，伤口内有时可见肌腱组织。若经验不足可能漏诊。检查可发现跟腱紧张时腱的外形消失，可触及凹陷及退缩的跟腱残端。

间接外力所致的跟腱断裂，多数患者可听到"啪"的响声，随即跟腱处疼痛，足踝运动失灵。跟腱可见裂隙，足抗跖屈力量减弱，触之有凹陷，压痛敏锐。捏小腿三头肌试验阳性（Thompson试验）。X线片、超声或MR的软组织影均提示跟腱缺乏连续性。根据患者的外伤史、症状、体征不难做出诊断，但对于闭合性断裂者，易于漏诊。难以确诊时应行MRI检查。

三、治疗

跟腱断裂提倡早期治疗，若早期能获得正确的处理，及时地治疗多会取得满意效果。

1.保守治疗

尤其适用于年老体弱或麻醉风险高的患者。用长腿石膏将踝

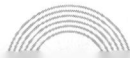

关节固定于自然跖屈位 8 周，去除石膏，垫高后跟走路 4 周的方法来治疗闭合性跟腱断裂。但对于运动员、演员等对功能恢复要求高的患者来说采用保守治疗应该慎重。且保守治疗者跟腱再断裂的发生率较高。

2. 手术治疗

对于开放性损伤，治疗延误 1 周或以上者及对术后功能恢复要求高的患者应采取手术治疗。取中线内侧 2cm 的纵形切口显露跟腱，足跖屈后将跟腱断端靠拢，维持该体位缝合。缝合时注意跟腱的松紧度。将踝关节跖屈 30°左右将跟腱断端缝合。然后捏小腿三头肌试验，两侧相同为松紧合适。若跟腱缺损严重，不能直接缝合，应行跟腱筋膜修复术。多取腓肠肌筋膜瓣来修复。术后注意合理的康复训练并配合理疗，一般均可愈合。